心の容量《キャパ》が増える
メンタルの取扱説明書

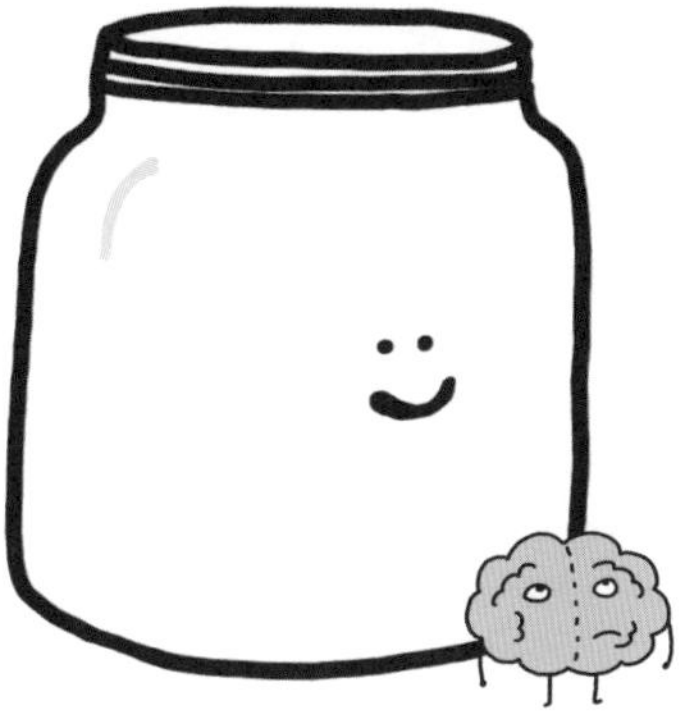

A Toolkit for Modern Life

著 エマ・ヘップバーン
訳 木村千里

Discover

たくさんの「通知」と「やることリスト」に追われる私たち

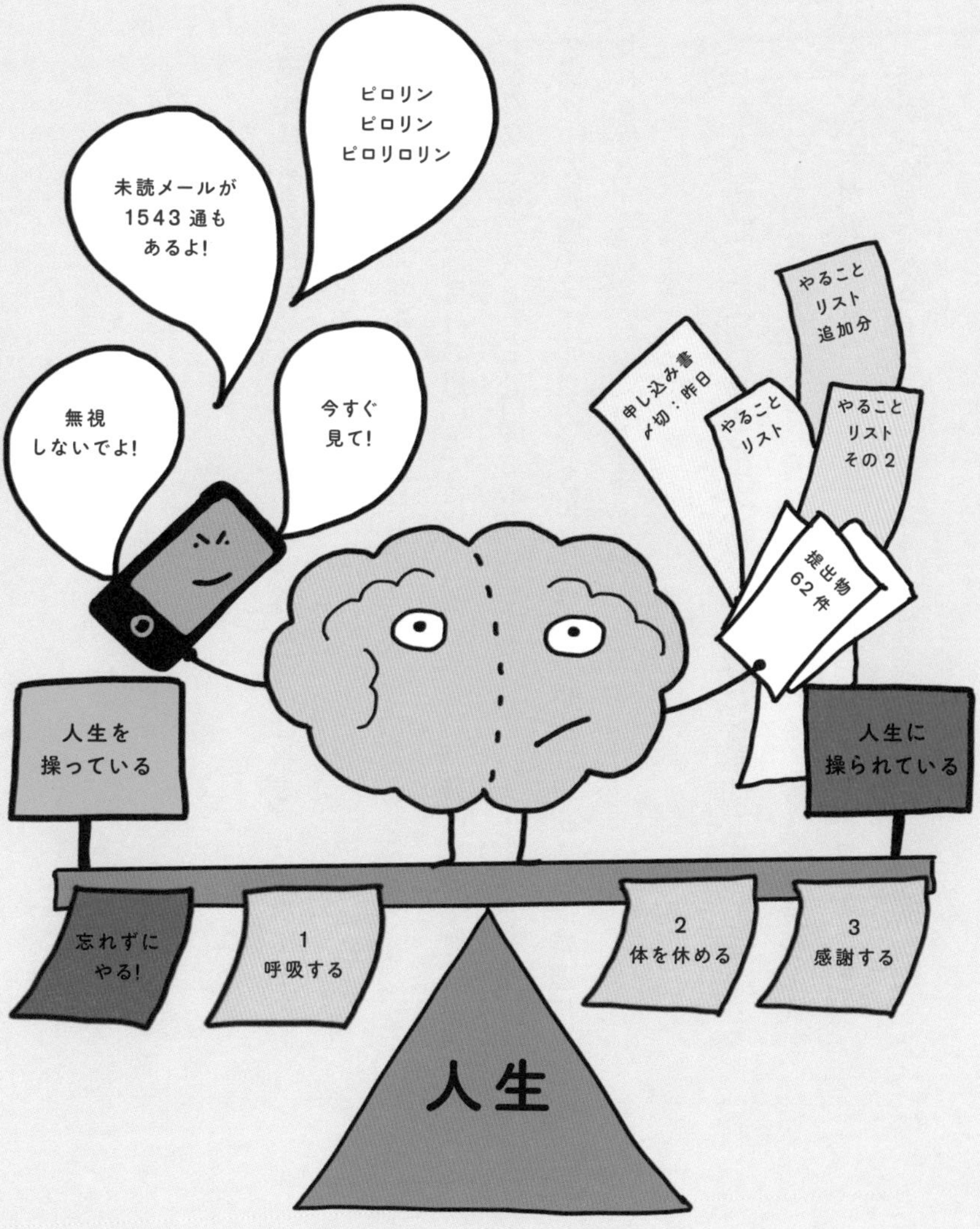

はじめに　ストレス社会を生き抜くには「心のケア」が不可欠

現代に生きる忙しい私たち。みんながみんな「仕事とプライベートの両立」という**無謀な試み**をしています。

他人の幸せを気づかうと同時に自分の幸せを探り、お金をやりくりし、子どもの世話をし、自分の思い通りにならない体形に葛藤し、やることリストをこなしながら、ゆとり時間も取り入れようと心がける——その結果、スケジュール管理やメール対応、ＳＮＳの更新、やることリストの処理に追われる日々。

しかも、時間の節約になるはずなのに、実際には手間を増やしがちなテクノロジーがひっきりなしに音を立て、やれ「メッセージを受信した」「Facebookが更新された」「Instagramが更新された」と知らせてきます。

朝から晩までピロリン、ピロリン！　通知音だらけのこの世界では、あの人もこの人も、自分よりうまくやっているように見えるものです。

でも現実は、誰もが曲芸師のように生きています。球を落としたり、不意に飛んできた変化球をキャッチしたりしながら、人生をジャグリングしているのです。つねに完璧に球を回せる人なんているはずもなく、「人生を操っている」感覚と「人生に操られている」感覚の間を絶えず揺れ動いている人ばかり。

この本を読めば「何もかも思い通りに操れるようになる」とはお約束できませんが、少なくとも、**人生においてきわめて重要な「心」の扱い方**に気づいてもらえるのではないかと思います。

疲れた心をケアできる「メンタルを整える道具箱」を持っておこう

あなたの人生はあなたの心を中心に回っています。あなたは心を通じてものを見て、計画し、反応し、記憶し、発展させ、交流し、創造しながら、人生を進んでいきます。心のケアが人生のすべてとは言い切れないにしても、あなたの心の状態によって人生の軌道は変わるので、心はしっかり育てなければいけません。

この本では、あなた専用の「**メンタルを整える道具箱**」をつくるお手伝いをします。心をケアするために知っておきたいさまざまな考え方や、ストレスを感じたときの対処法、私たちを不安にさせる原因まで、あらゆるヒントをまとめています。自分に合うと感じる考え方や方法を、ぜひ選んでいってください。

あなたが自分の世界を、人生を、そして現代社会でぶつかるあらゆる困難を切りひらいていくために、この道具箱はきっと役に立つはずです。

「心の健康」に対するありがちな定義

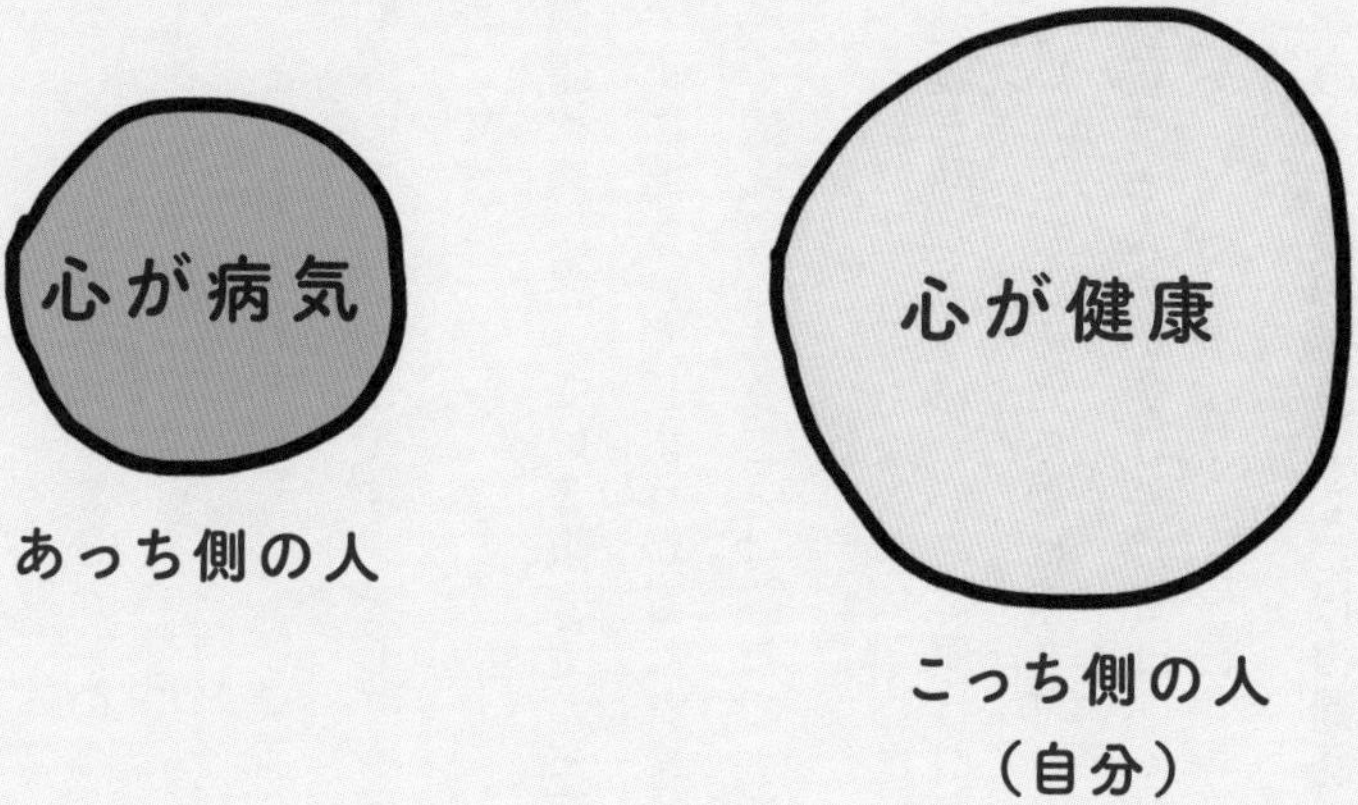

「心の健康」の本当の定義

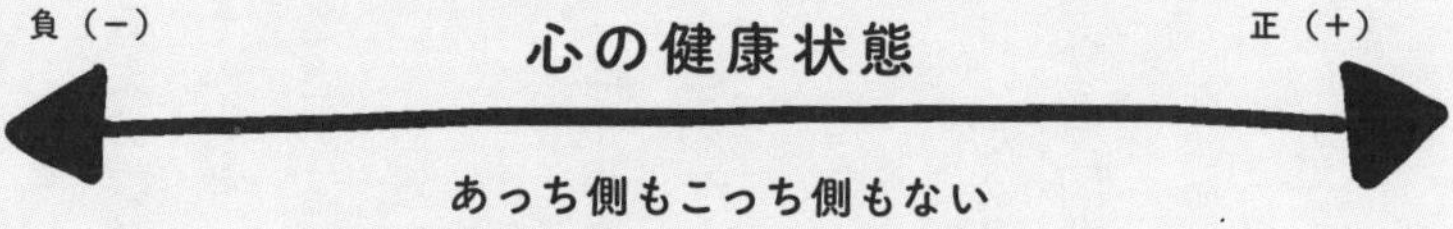

あっち側もこっち側もない
つねに変動するグラデーションの世界

誰もが心を病む可能性がある

はじめに、必ず押さえておきたいのは、**メンタルのケアは万人の課題**だということです。「私は大丈夫」「自分には関係ない」「悪化してから考えればいい」というとらえ方を変えましょう。心の健康は、自分を含めすべての人に関係のあるテーマです。そして、悪化する前に向き合い、対処すべきものなのです。

心の健康状態は生きている限りつねに変化するものですし、何かのきっかけですぐに揺らいでしまうかもしれません。状況と人の組み合わせしだいで、心を病んでしまうことは誰にでもありうるのです。

体の健康と同じように、心の健康は改善することができます。心の不調をおかしいことだと考えるのはやめて、メンタルに影響を与える要因を理解し、改善するための方法やサポートの求め方を学びましょう。

大事なのは、**心の健康は心だけの問題ではない**と気づくこと。実は、心の不調の要因は多岐に渡ります。心の健康は、脳はもちろん、体や環境とも根本的につながっています。心と脳、体、環境の関係性はのちほどくわしく説明していきます。

自分の心の容量《キャパ》を「ジャム瓶」でイメージしてみよう

私たちはみんな心のジャム瓶を持っていて、その中には**ストレスに対する弱さ**（**イチゴ**）と、**ストレスの原因**（**ラズベリー**）が詰まっています。

ストレスに対して弱ければ弱いほどイチゴの量は増え、ストレスの原因が多いとラズベリーの量が増えます。**その弱さは人によって異なり、ストレスの原因はその時々で変わります。**

このジャム瓶の比喩は、ストレスに対する遺伝的な弱さを説明するために、教授であり遺伝カウンセラーの肩書きも持つジェアニー・オースティンが提唱したものです。

しかし心理学者である私は、ストレスに対する弱さにはさまざまな種類があると考えるのがしっくりきます。たとえば生物学的なもの、社会的なもの、認知的なもの、環境的なもの、さらにはこれまでの人生経験によるものもあるでしょう。

人によって限界はおのずと決まっているので、ストレスの原因がジャム瓶の容量を超えると、心の健康に支障が出ます。しかしまわりの人に助けてもらう、良質な睡眠をとる、運動するなどの適切なストレス対処法を学んで実践することで、**ジャム瓶の容量、つまり心の容量は増やすことができます。**

心の健康をこのようにとらえると、いろいろなメリットがあります。第一に、心のケアと無縁の人はいないし、誰の心にも限界があるとわかります。第二に、置かれた状況しだいで、誰でも心を病む可能性があるとわかります。第三に、遺伝的な要素だけではなく個人の背景や体験も考慮に入れているため、心の病気のかかりやすさやストレスへの弱さに個人差があることも、説明がつきます。

ジャム瓶（＝心）の容量のしくみ

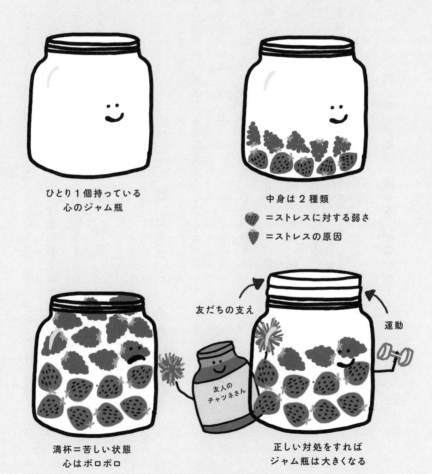

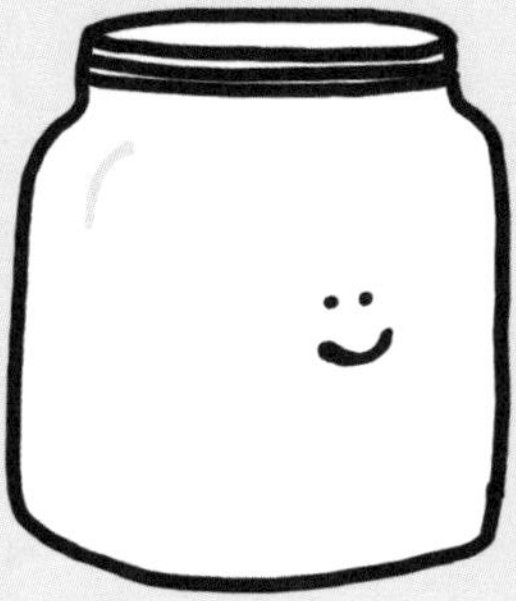

ひとり１個持っている
心のジャム瓶

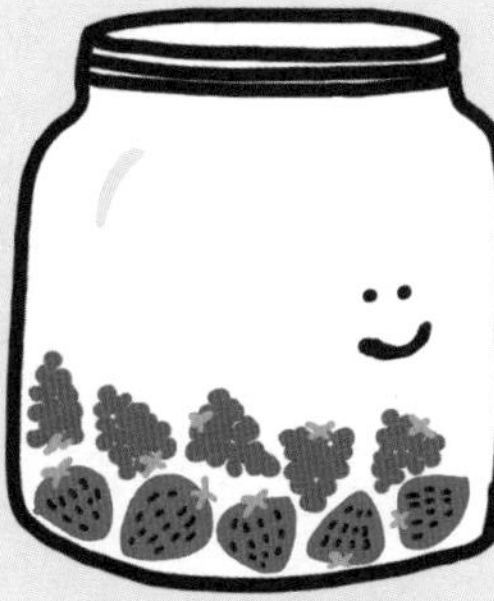

中身は２種類
＝ストレスに対する弱さ
＝ストレスの原因

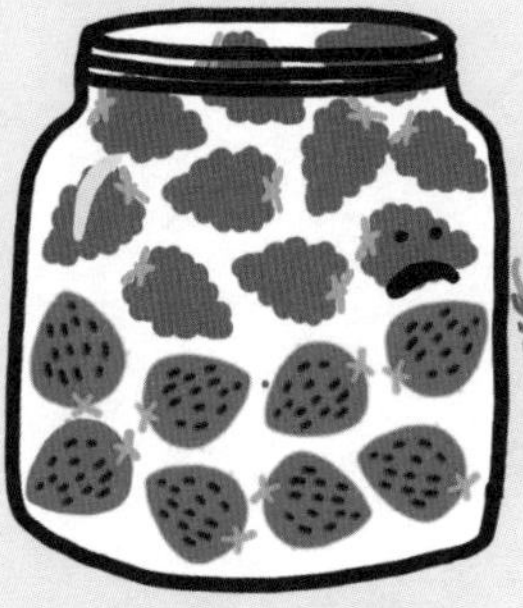

満杯＝苦しい状態
心はボロボロ

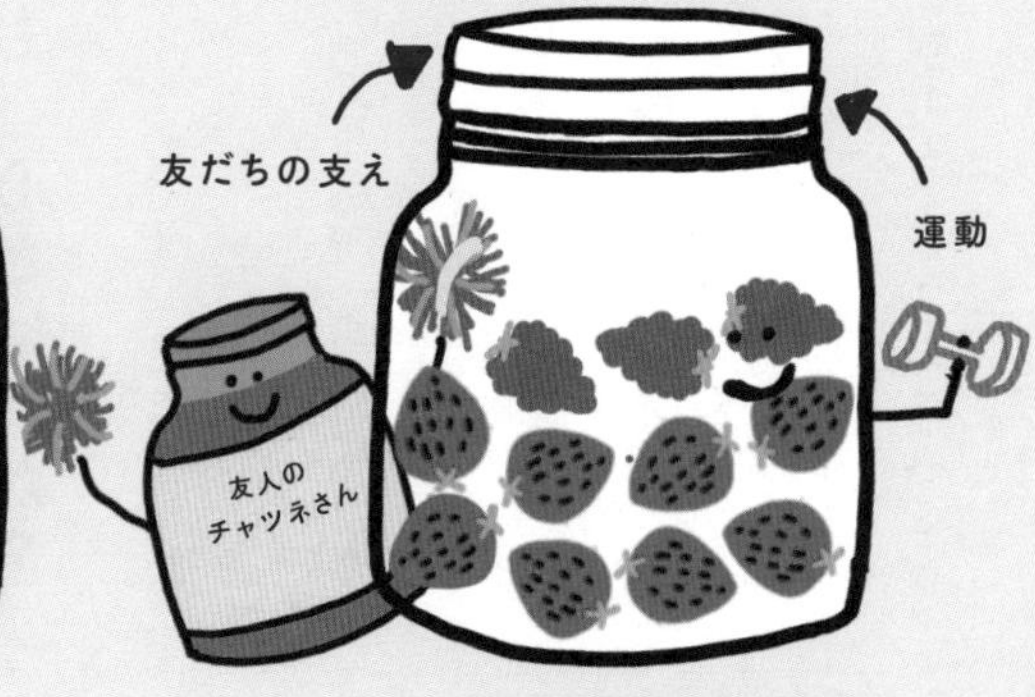

正しい対処をすれば
ジャム瓶は大きくなる

そして何より、希望があります。ストレスの原因を（可能であれば）管理し、適切な対処をとることで、**ストレスに対する適応力を高められる**のですから。この本では主に、ジャム瓶の容量を増やすとともに「ラズベリー」を管理することで心をケアする方法について、学んでいきます。

そもそも、心とは何か？

この疑問は、議論しても答えが出ないことが多いものです。ここでは私の解釈をお伝えしましょう。

心は自分の内外の世界をとらえ、自分自身をとらえる場所です。私たち人間は、心によって自分の思考をとらえます。自分、まわりの世界、そしてその世界と自分との関係性を、**心でとらえ、感じ、理解し、記憶し、眺める**のです。まわりの世界との交流も、心を通じて行われます。心をつくりだすのは脳ですが、「心＝脳」かというと、そうではありません。

心はいわば、**脳、体、環境から成る3人組のバンド**です。3人のみごとな調和により、人生は進み、さまざまなハーモニーに彩られます。人生という曲が終わるまで、誰ひとりミスは許されません。

ですから、体と環境のことに触れずに脳のことだけを語るのは、バンドの3分の2を無視しているのと同じ。そんなの、ビヨンセしかいないデスティニーズ・チャイルドみたいなものです（もちろんビヨンセは――つまり脳は――すばらしいけど、他のメンバーがいなければデスティニーズ・チャイルドの曲にはなりません）。

脳と体はお互いに影響し合っている

ここからは話を掘り下げて、今挙げた3つの要素によって心がつくられるしくみを見ていきましょう。

脳は身体機能をコントロール・調整するとともに、世界を進むうえで必要な思考、記憶、計画、統合、注目、意思決定などの認知を司っています。**感情の理解も脳で行われていて**、これがうまくいかなければ多数の機能に支障が出ます。

脳の中をのぞいてみると、数えきれないほどの神経細胞がつながり合い、高速道路を流れる車のような電気信号によって超高速で交信しています。この神経細胞のおかげで、脳は高度な交信を行い、あなたのまわりの世界と、それに対する反応の仕方を理解し、組み立てることができるのです。

しかし、脳の交信は脳内だけにとどまりません。**脳は体とも交信し、体からの反応も受け取っています。**この双方向の高速道路では、体は脳と心に影響を及ぼしますし、その逆もまた然り、です。

たとえば、考え方や気分しだいで、痛みの感じ方が変わります。薬の効果を信じているかどうかが、実際の効果に影響します。慢性的にストレスにさらされると、免疫が下がりさまざまな病気にかかりやすくなります。運動がメンタルの向上に効果的といえるのも、同じ理屈です。

環境を抜きにして、心のケアを考えることはできない

そのうえ、**脳と体は環境とも密接に関わり合っている**のだから驚きです。環境は脳を、ひいては心を左右し、脳は環境の認識を左右します。脳は、これまでに学んだこと、すなわち体験に基づいて環境を認識するものなのです。

私たち人間は社会的な生き物なので、脳は同じ環境にいる、まわりの人の影響も受けます。幼児期にどのように育てられたかで、環境への反応の仕方、思想、行動が変わります。私たち人間は日々の生活の中で、絶えずお互いの脳に影響を与え合っているのです――私たちの脳は、ほかの人の体験を想像し、それに反応します。人の痛みを想像することで、その痛みを感じます。環境は脳や体の機能と密接につながっているため、心を取り巻く環境を無視して心を語ることはできません。

そこで、この本では心をケアする方法について、**脳、体、環境の3つの側面**から考えていきます。3つとも心をつくる一要素なので、心をケアするには3つをすべて整える必要があるのです。同じ理屈から、心の健康も脳（心）単体の問題ではなく、体も含めた複合的な問題として考えていきます。

「心が健康」って、どういうこと？

一般的には「心が健康＝つねに幸せで、悲しみなどのネガティブな感情（正確には、ネガティブだと感じられる感情）と無縁であること」と考えられていますが、実際は違います。あとでくわしく触れますが、人生にはネガティブな感情が不可欠です。

では私の定義はというと、**「心が健康＝自分で自分をケアすること、優しさと思いやりを込めて自分を丁寧に扱うこと」**。そうすれば自分の感情を理解し、その感情に適切に反応することができます。日々のストレス要因を管理して、人生を最大限に有意義に過ごせるようになります。

「心が健康」の定義は、人によって違うかもしれません。

一度自分の定義を考えてみるとよいでしょう。そうすれば、心が自分の思う「健康な心」の状態からずれたときや、ふだんより念入りなケアが必要になったとき、そのことに気づけるはずです。

「メンタルを整える道具箱」の使い方

この本では、心の健康に役立つさまざまな道具、それも、根拠あるモデルにのっとった道具を紹介していきます。どれも私の豊富なカウンセリング経験に基づいて厳選したものばかり。相談者のみなさんによって、**人生をうまく乗り越えるのに役立つと実証された、考え方やエクササイズ**などを紹介していきます。

この本を読みながら、**自分に合った道具を見つけて、道具箱に入れていきましょう。**似たような体験は存在しても、同じ人間は存在しない以上、自分専用の「メンタルを整える道具箱」をつくることが大切です。

道具は随時入れ替えてかまいません。道具の一部に錆《さび》が出てきて更新が必要になることもあれば、人生の新しい局面を迎えて、道具を一新しないといけないこともあるかもしれません。

この本のエクササイズには、質問の答えやあなたの感じていることを書きだすものもあります。これからの人生で困難に立ち向かうときに、自分の書いたものを見返せるよう、エクササイズの答えを記入する場所は1つにまとめておくと便利です。本のページに直接書き込んでもよいし、ノートを用意してもよいでしょう。

前から順に読まなくても大丈夫。

今あなたが必要としている部分を拾い読みしたっていいんです。そこで集めた道具だけでもよいので、あなた専用の「メンタルを整える道具箱」をつくってみてください。そして今後、ストレスフルな社会でさまざまな問題にぶつかったときの参考書として、ぜひこの本を活用してください。

購入特典

エクササイズ用
書き込みシート

エクササイズで使用するイラストや、質問への回答欄は
下記のQRコードからダウンロードできます。
プリントアウトして書き込み、いつでも見返せるようにしておくと便利です。
何度もダウンロードできますので、心をケアしたいときにご活用ください。

DLサイト https://d21.co.jp/special/mindmanual
ユーザー名 discover2809
パスワード mindmanual

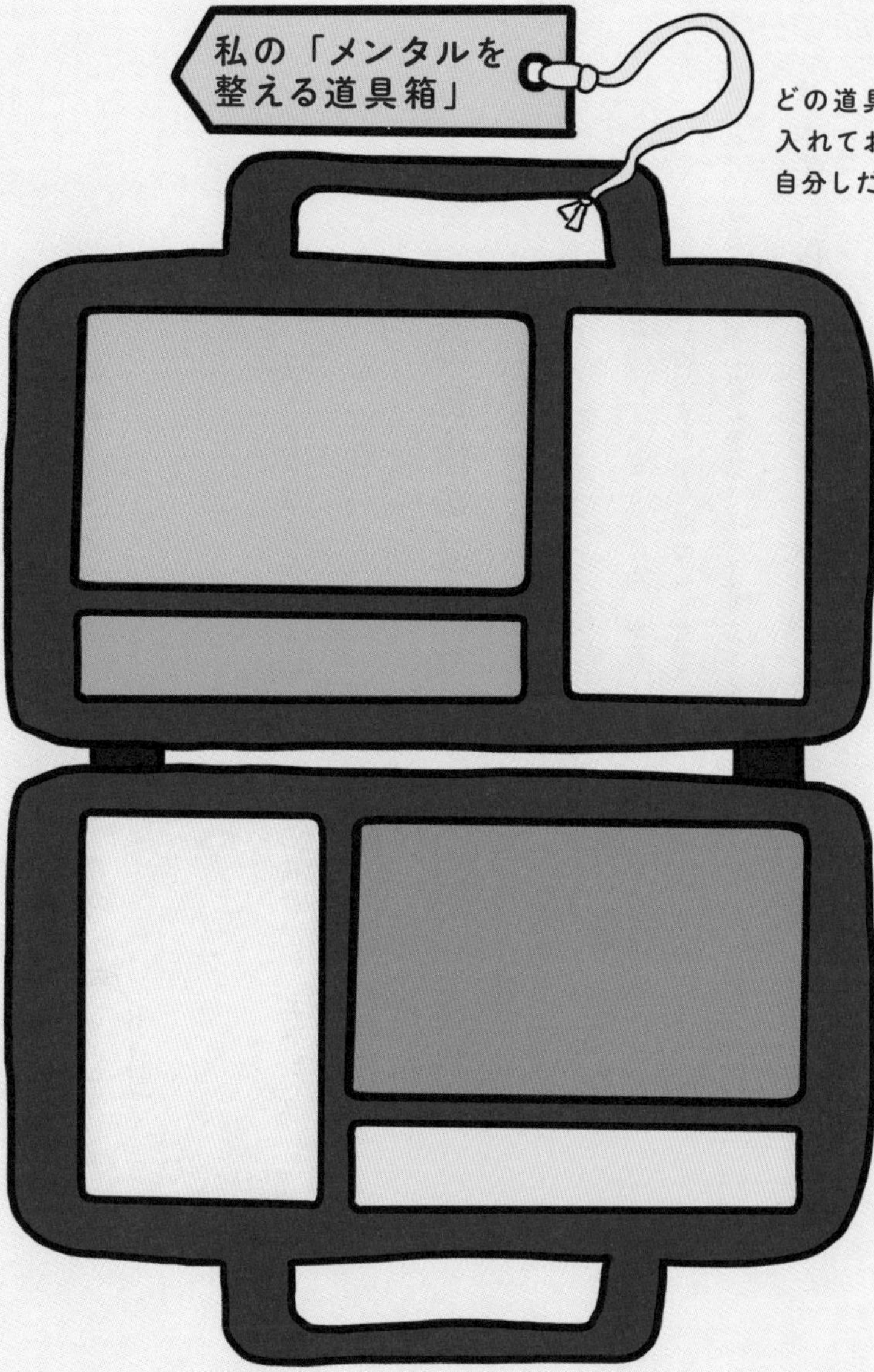

どの道具を
入れておくかは
自分しだい！

CONTENTS

心の容量《キャパ》が増えるメンタルの取扱説明書

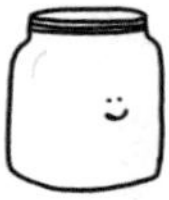

目次

CONTENTS

CONTENTS

CONTENTS

第1章　心の健康の基礎をつくる

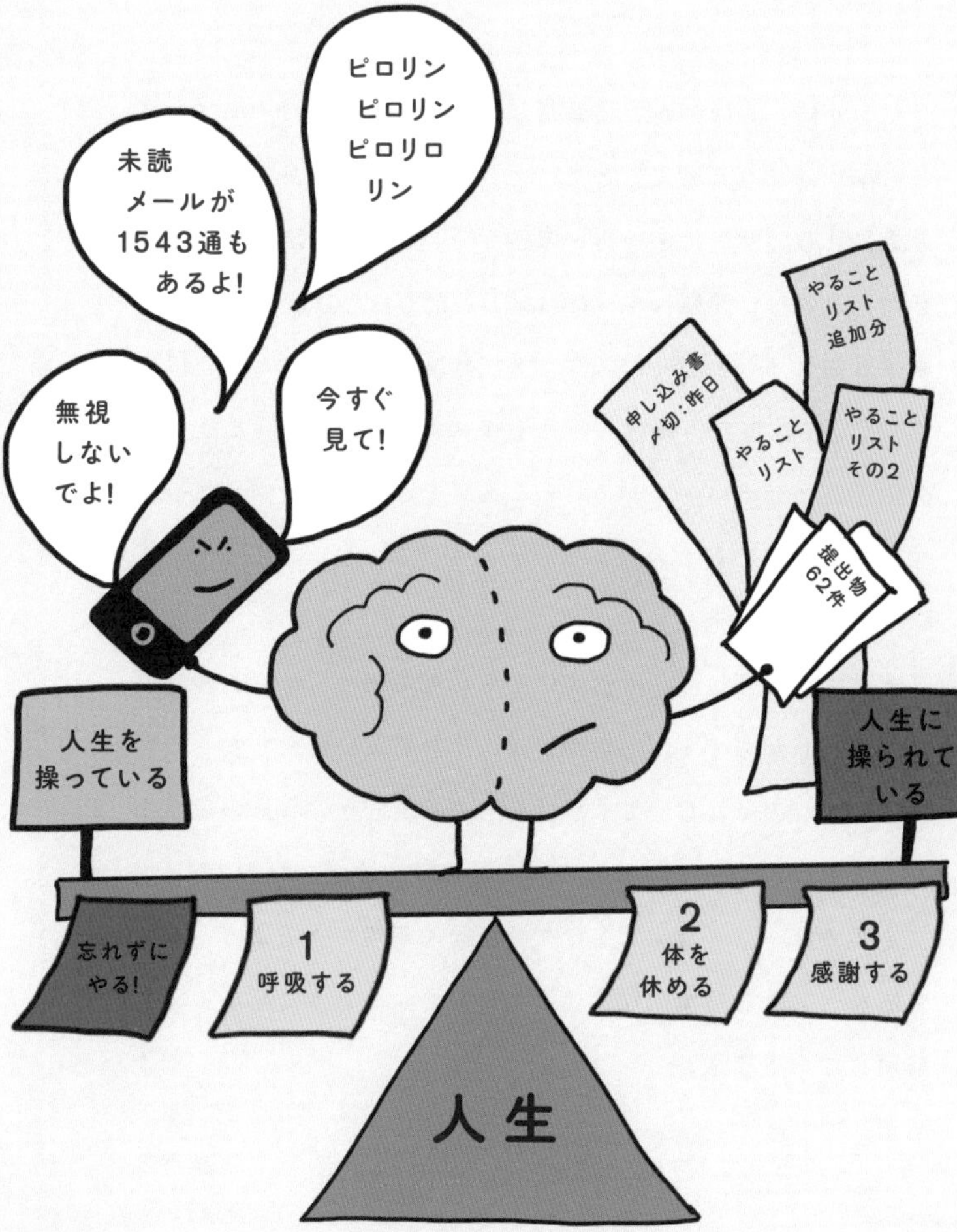

「先を見越して心をケアするって、実際どういうこと？」

「メンタルを整えるには、相当お金をかけて、複雑なことをしないといけないんじゃないの？」

たしかに、心は何かと複雑だし、対処法を導きだすのは必ずしも楽ではありません。とはいえ、私はカウンセリングをするときに「心のケアはあいまいで難しい」とか「魔法の万能薬を手に入れれば、問題はすべて解消し、悲しみとは無縁の虹色の未来が訪れる」といったスタンスには陥りたくないと思っています。「万能薬」や究極の答えを求めてしまうと、「どうせ心の健康をコントロールすることなんてできない」という気分になり、無力感に襲われかねないからです。

それに私たちは、心の健康に最も影響のある、シンプルな要素を軽視しがちです。心のケアが人それぞれに特化したものであるべきなのはたしかですが、そもそも、日々の心身の健康を支えるのは、明確で誰でもできる「日常の習慣」なのです。

そこで第１章では、ストレスの原因を管理できるよう、そして心をケアする現実的な方法を見つけられるよう、順を追って解説していきます。

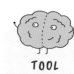

TOOL 1 基本のケアをおろそかにしない

私たちの**「気分」と「体」は本質的につながっています。**疲労、水分不足、体調不良、空腹などの状態にあれば、大なり小なり不快感を覚えるものです。

そして不快感があると良からぬ思考に陥り、気分転換になる行動をおろそかにしがちです。さらに深刻になると、睡眠不足や運動不足、病気になり、脳と体の働きが大きな打撃を受けます。このように、基本のケアがおろそかなために気分が冴えないと、それが**ほかの思考パターンや行動パターンにも連鎖**していき、悪循環に陥りかねません。

そもそも私たちが状況に反応できるのは、環境や過去の体験に照らし合わせながら、脳が絶えず気分を解釈しているおかげです。体の不快感は、何かの異常の兆候である可能性があるわけです。

体は空腹、のどの渇き、体調不良、尿意や便意、疲労、痛みなど、実にさまざまなものの影響を受けて、「ちょっとおかしい」と知らせてきます。このうち空腹やのどの渇きなどは、比較的調整しやすく、すみやかに解消できます。

でも脳は完璧なシステムではないので、解釈の過程で**体からの単純な信号を読み誤ることもあります。**

たとえば、こんな体験、けっこうありませんか?

なぜこんなに嫌な気分なんだろうと思い分析するものの、さっぱり答えが見えてこない。分析を続けながらうわの空でサンドイッチを食べたら、気分がずいぶんマシになった気がする——この場合、サンドイッチを食べてエネルギーと血糖値が急上昇した結果、体の調子が整い、気分が改善したわけです。

要するに、**空腹ゆえに気が滅入っていただけ**なのですが、分析好きな脳は高度な解釈を求めるあまり、単純な答えを見落とすことがあるのです。

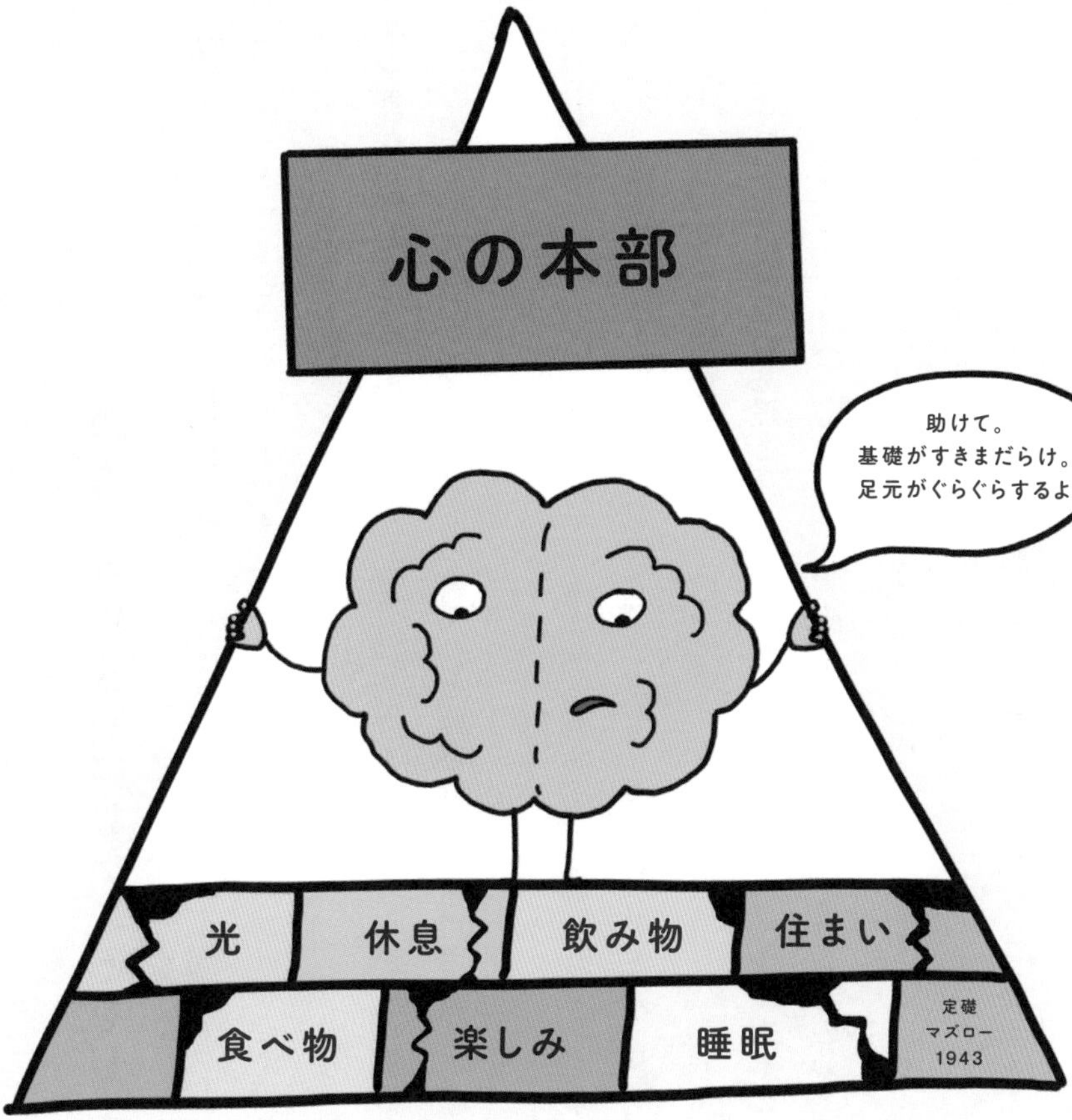
心の本部
助けて。
基礎がすきまだらけ。
足元がぐらぐらするよ
光
休息
飲み物
住まい
食べ物
楽しみ
睡眠
定礎
マズロー
1943

意識的に息抜きや楽しいことをしよう

体の調子を整えて、気分に悪影響が出ないようにすることは重要です。しかし「基本」とは、不快感をコントロールすることだけを指すのではありません。快感を生みだすという視点も同じくらい重要です。

睡眠や食といった基本を正すことでも気分は改善するでしょうが、**休息や息抜き**のような楽しいことだって、計画的に満たせる基本的な欲求です。

最近、「セルフケア」という言葉がやたらと使われます。ほぼありとあらゆる商品の宣伝にこの文字が躍っている状態です。しかし、セルフケアという言葉ばかりが一人歩きし、その重要性が軽視されることがあってはなりません。「自分をケアする」とは、心の健康の基礎となるブロックを積み上げていくようなものです。基礎がしっかりしていれば、心はもっと健康になるし、人生につきものの困難に見舞われても、心はもっとしなやかに回復するようになるのです。

次に紹介するエクササイズでは、睡眠、食事、楽しみ、息抜きに焦点を当てましたが、健康を管理する（健康診断など）、住まいの環境や経済状況を整える、自然光を取り入れる、といったことも、基本に入るかもしれません。

あなたの基礎にすきまがないかどうか見きわめ、できるときにそのすきまを補強してください。

EXERCISE

1 基礎のすきまを埋める　睡眠

睡眠不足は気分を著しく下げるだけでなく、認知や健康にも害を与える可能性があります。たとえば、**やるべきことをやる、集中力を維持する、情報を記憶する、といった認知機能が低下**します。睡眠には記憶を取り込む機能があるとも考えられていますから、よく寝られなかった日はぼんやりしたり物忘れがひどかったりするのも当然です。

近年の研究によると、脳の管理人に当たるグリア細胞は、睡眠中に最も活発に働いて脳の老廃物を回収するとみられています。ですから**質の良い睡眠を十分に取る**ことが大切です。

皮肉なのは、**眠ろうとがんばるほど、眠れなくなる**こと。布団に入り、実際に寝入るまでは時間差があるので、その間にあらゆる心配事で心が埋め尽くされてしまう可能性があります。

しかも**心配事や強いストレス**を抱えていると、睡眠パターンが乱れて途中で覚醒しやすくなったり、悪夢を見やすくなったりするかもしれません。

日常的に不眠に悩まされている人は、かかりつけの医師に相談し、必要に応じて専門医を紹介してもらいましょう。

睡眠を妨げる原因を、次に4つ挙げました。自分に当てはまると思う原因にチェックを入れ、解決策を参考に問題に取り組んでみてください。

CHECK □ **睡眠を妨げるもの　〈心配事全般〉**

1　朝起きたとき対処できるように、寝る前に心配事を書きだしておく。それでも心配事が浮かんできたら、「明日対処すればいい」とあらためて心に言い聞かせる。

2 ゆっくりとした呼吸に意識を集中し、自分の息づかいを聞き、感じる（呼吸やリラックスを促すアプリを使うのも効果的）。

3 リラックスできるオーディオブックやポッドキャストを聴いて、気を紛らわせる。

CHECK □

睡眠を妨げるもの〈脳が休息モードに入れない〉

1 寝る前に、頭が冴えるような活動や、頭を使いすぎる活動をしない。

2 毎日同じ入眠のルーティンを行う。温かいシャワーを浴びる、温かい飲み物を飲む、本を読むなど。入眠のルーティンには、心を落ち着かせ、眠りを連想させる効果がある。

3 寝る前は部屋の照明を落とす。

4 夜遅くにものを食べない。夕方以降はカフェインをとらない。

5 昼寝をしない。

CHECK □ **睡眠を妨げるもの　〈眠れるか心配、眠ろうとがんばりすぎる〉**

1　「たとえ数時間しか寝られなくても何とかなる」と言い聞かせる。

2　前ページで挙げたリラックス法や気を紛らわせる方法を試す。

3　眠ろうとしない（奇妙に思えるかもしれませんが、一部の人には効果があると証明されています）。

4　布団から出てリラックスできることをやり、眠くなったら布団に戻る。

CHECK □ **睡眠を妨げるもの　〈そもそも睡眠を軽視している〉**

1　睡眠の価値と意義を見直す。眠るのは弱いからではないし、睡眠はあらゆるものを改善する。

2　睡眠を優先し、寝る時間と起きる時間を決める。決まった時間に就寝と起床をくり返すと、睡眠の質が向上することがわかっている。

3　布団に入ったら寝る以外のことをしない。仕事をしたり、携帯をいじったりしない。

4　寝室に電子機器を持ち込まない。ブルーライトで脳が覚醒し、メラトニンの放出が阻害されてしまう。

EXERCISE

2 基礎のすきまを埋める　食事

頭と体が効果的に機能するには水と食物が必要で、それは細胞レベルの話にとどまりません。食事を抜いたり水分不足だったりすると、不機嫌になるのはもちろん、さまざまな不快感に襲われるでしょう。

さいわい、たっぷりの果物や野菜を含むバランスの取れた食事をとれば、脳に限らず心身の健康に良い影響を与えられます。

食事は喜びの大きな源でもあります。食事をとることで私たちは一息つき、体を休め、ポジティブな感情になれるからです。

しかし世の中には食や体重に関するメッセージがあふれているため、私たちと食との関係はときにひどくややこしくなります。

特定のものが食べたくてたまらなくなるわりに、食べたら食べたでそのことを後悔したり。忙しい生活の中で、そもそも食事を味わうこともままならなかったり。ダイエットをしようとして、食事制限をしたり。**食事制限をすれば短期的には達成感が得られるかもしれませんが、長期的に見れば弊害**が生じます。

では、飲み物はどうでしょうか。水を飲み忘れれば脱水状態に至り、疲労感が出てくるかもしれません。

また、私たちはすぐに手を出せる麻薬、つまりカフェインをとることで、疲れに追い打ちをかけています。しかも、カフェインは体を臨戦モードにする「闘争・逃走反応」を引き起こし、**不快感を生みだします**（以前、不安を訴える相談者に有名なエナジードリンクをやめてもらったところ、かなり効果がありました。当時、そのドリンクには高濃度のカフェインが含まれていました）。

ほかにも、私たちはアルコールを使って気分をコントロールしようとしますが、**アルコールはたいてい脳機能に悪影響**を及ぼします。あの二日酔いの恐怖を知らない人は、幸運ですね。

特別な工夫をしなくても、ふだんの食事を整えることで、心に良い影響を与えることができます。ただし、食との付き合い方に悩んでいて、バランスの良い食事や規則正しい食事をとるのが難しい人は、かかりつけ医か医療関係者に相談してくださいね。

では、次のチェックリストを使って、食生活を見直してみましょう。食べ物や飲み物のせいで気分に悪影響が出ていないか、どんな調整をすれば良い影響があるか、考えてみてください。

- CHECK □ いつも決まった時間に食事をしている？
- CHECK □ 食事制限をしている？
- CHECK □ バランスの良い食事をしている？ 果物や野菜を取り入れている？
- CHECK □ 日ごろから水分を十分にとっている？
- CHECK □ カフェインをとりすぎていない？
- CHECK □ お酒は適量？
- CHECK □ 腰を落ち着けて食事をしている？
- CHECK □ ゆっくりと、味わいながら食事をしている？

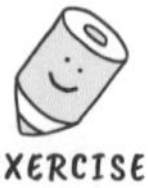

EXERCISE 3 楽しみと息抜きの予定を立てる

目の前のことに追われて、楽しみや息抜きがあと回しになってしまうのはよくあることですよね。そんな暇はないと感じている人、息抜きを――ある意味自分自身を――ないがしろにしている人もいるかもしれません。

私は遊びの予定や息抜きに罪悪感を覚える相談者には、**「心の専門家として休暇を処方します」**という冗談をよく言います。何しろ、自分にごほうびをあげると二重に良いことがあるからです。

まず、ごほうびを実行すること自体が心と体に良い影響をもたらします。さらに、楽しみなことを思い浮かべたり、それについてあれこれ考えたり計画したりすることでも、ポジティブな気分になることができます。

休暇が取れればそれに越したことはありませんが、実際には難しい場合もあるでしょう。しかし、楽しみの計画は何もおおげさなことでなくてもよいのです。

むしろ、**1週間の間に小さな楽しみをちりばめたほうが効果的**です。時間が空いたときにやるのではなく、予定として取り入れるのは、実行できる可能性を高めるためです。

この「楽しみの予定」を妨げるのが、罪悪感や楽しみを軽んじる気持ち、時間不足や計画不足です。しかし、楽しみを日常に取り入れると、ストレスとうまく付き合い、リラックスし、体を治癒したり回復させたりする体のシステムを呼び起こすことができます。楽しみは、人生に欠かせないことなのです。

小さな楽しみやリラックスタイムは、大きな楽しみに負けないくらいすばらしいし、忙しい時期でも計画できます。そういうほんの少しの楽しい時間を持つことで、気分も回復するし、自分らしさも取り戻せるのです。

元大統領夫人のミシェル・オバマも、仕事の計画だけでなく楽しみの計画について語り、**心身の健康のために時間を取って楽しみを計画する**よう、説いています。多忙な元大統領夫人にできるのであれば、私たちにだってできるはず。

次の質問に答えて、日々の生活に楽しみとリラックスタイムを取り入れる方法について考えてみましょう。

Q ふだんの生活でできる、喜びをもたらす小さなことは何?

Q ふだんの生活でできる、リラックスに役立つ小さなことは何?

Q どうしたらそれを生活に取り入れられる?

Q

楽しみやリラックスタイムを計画するうえで、あなたの妨げになっているものは？

Q

小さな楽しみがあと回しにならないようにするにはどうしたらいい？

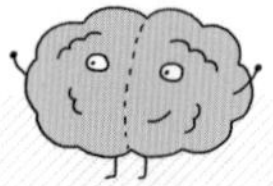

TOOL 2 心の健康を支える5本の柱を取り入れる

ここで5人組の柱を紹介します。この5本の柱、ときには意見が食い違うこともあるかもしれませんが、「どの柱もあなたの人生に取り入れる価値がある」という点については、みんな同意見で自信たっぷりです。この5つの要素がメンタルに良い影響を与えるといえる、きちんとしたエビデンスもあります。

柱1　〈つながる〉

人間は社会的動物ですし、**孤立することが健康に有害**であることを示すエビデンスは増加の一途をたどっています。

安心して信頼できる相手、さまざまな体験や楽しみを共有している相手と一緒に過ごすことは、ポジティブな感情を引きだし、体の調子を整えます。健康な心をつくる重要な要素でもあります。

相手とのコミュニケーションを通じて、自分の思考や感情、体験を検証し、理解することもできます。その結果、苦しい状況を打開できたり、視野が広がって別の考え方を理解できるようになったりもします。人は人から学ぶ生き物で、それは脳にも心にも本質的に良いことです。

幸せで健康な生活を送るために最も重要なのは、**良好な人間関係**だという研究結果があります。「セルフケア」という宣伝文句があふれる世界では見落とされがちな事実ですが、**幸せを得るためには人とのつながりを持つことのほうが有効**なのです。

ただ、過去の体験から人をあまり信じられない人、何らかの理由で孤立している人にとって、人とつながることは必ずしも簡単なことではありません。しかも、嫌な気分のときは引きこもりたくなるものだし、人と会うのがとても億劫になることもあります。そういうときは、会うと気分が良くなる相手、信用している相手、共通の趣味や価値観を持っている相手とつながることがポイントです。

たとえ億劫でも、つながりをつくり維持する努力はしたほうがよいでしょう。人とのつながりは、あなたとあなたの心にはかり知れないメリットを与えてくれる可能性があるからです。

柱2 〈動く〉

運動が体の健康に良いことは、誰もが知っている事実ですよね。そして脳は体の1つの器官。それなら、**「運動は脳にも良い」**と言っても、なんら驚くことではないでしょう。

運動をすると、全身に血がめぐり、内臓と血管（脳にもたくさんの血管が張りめぐらされていますね）の働きが良くなります。達成感が湧き、すてきな脳内化学物質――エンドルフィン――が放出され、快感が生じるとともに、体のストレス反応が抑えられます。

運動をすることによって、脳の働きだけでなく、注意や集中や新しい情報の学習といった、認知過程も改善されることがわかっています。

運動は何歳になっても有益ですが、「運動する」と考えると面倒に感じるかもしれません。でも視点を変えて**「とにかく動く」**と考えてみると、できる気がしませんか？

動き回ると感情が切り替わり、心がすっきりして達成感が湧きます。

「こんなのはいわゆる運動のうちに入らない」と考えて、せっかくの機会を見落とさないようにしてください。ランニングやウォーキングも「動き」なら、掃除やヨガ、庭いじり、音楽のリズムに乗りながら台所仕事をする、歌を歌うのだって「動き」です。楽しめるちょっとした「動き」のほうが、日常生活で長く続けやすいでしょう。

柱3 〈気づく〉

脳内の思考領域はほぼすべて、過去の体験と架空の未来で占められています。これは何も異常なことではありません。脳が、記憶の構築や計画、問題解決、予測などの主要機能を実行している証拠です。

しかしあまりに度がすぎると、かぎりある脳領域が過去の体験や未来で埋め尽くされ、**「今、ここ」で起きていることに気づけなくなってしまいます。**心理学者の立場から言わせていただくと、問題を特定し、対策をとるには、今この瞬間の気持ちや感情に気づいていなくてはなりません。

今この瞬間に注意を向けると、ストレス反応が抑えられ、体の鎮静系システムが作動するので、**長期的な健康効果**があります。これがヨガ、マインドフルネス、瞑想の原理です。同じ原理を用いることで、日常生活での気づきを増やせます。

難しいことではありません。**まわりで起きていることや自分の行動に完全に注意を集中させるだけでいい**のです。散歩に出たら、木々の葉の色に目を向けてみる。料理をしながら、材料の香り、質感、色などに注目する。

気づきの原理を体にも向ければ、自分の感情や欲求を理解するヒントが得られます。たとえば仕事中に、時おり体の声に耳を傾けてみましょう。休憩が必要か、軽い散歩をしたい気分か聞いてみる。少しの間呼吸を観察する。

ほかにも、自分の思考パターンや思い込みに着目するのもよいでしょう。やっかいな感情を抱えているときは特に有効です。立ち向かうべき思考と、ただ受け入れて解放するべき思考を、見定めることができるでしょう。

「今、ここ」に完全に集中できる活動であれば何でも、同じ効果が得られます。たとえば絵を描く、本を読む、運動をする、などの活動をすると、「今、ここ」に意識が集中します。

私の場合はバドミントンがその活動に当たります。バドミントンをしているときは、シャトルを打ち返して夫に勝つことで頭がいっぱい！　人によっては、執筆、演技、歌がその活動に当たるかもしれません。もちろん、そうした活動をすれば、達成感、楽しさ、社会的つながりという、心に良いおまけもついてきます。

柱4　〈学ぶ〉

学習は脳を活性化させ、脳内に新しいネットワークをつくりだします。目的意識を生み、新しい考えをつくりだすきっかけにもなります。研究によると、こうした現象は気分にも脳にも良いことで、長期的に体の健康に貢献します（これも心と体の相関を示す一例ですね）。

知識が深まれば深まるほど、脳は細胞レベルで発達します。それってすごいことですよね。私は**「学習は脳を鍛える運動」**だと考えています。

しかし、学習というと、ストレスや無力感や挫折を連想しがちです。私も前回の試験を思い返すと、いまだにストレス反応に襲われます。

でも、試験を受けたり、かけ算表を暗記したり、外国語の時制の活用をくり返し口にしたりすることだけが学習ではありません。**脳にとって新たな発見となるものすべてが学習**なのです。

本を読んで新たな知識を得る、新しい言葉を習う、知らなかった場所を見つける、初めての活動に挑戦する、いろいろな珍しいものを食べてみる（私好みの学習です）、などなど。

個人的に最近気に入っている学習法は、ポッドキャストやラジオ番組を聴くことです。いろいろ考えさせられるし、とにかく面白いし、リラックスできます。脳にとっては一石三鳥です！

柱5　〈与える〉

人間は根本的に社会的な生き物なので、よっぽどのことがないかぎり、脳はまわりの人の感情を反映するようにできています――私たちは人の痛みを味わい、人の不快感を読み取ります。

その結果、共感が生まれます。相手の不安が伝われば、こちらまで不安になることもあるでしょう。泣き叫ぶ子どもの親なら誰しも、子どもの感情につられず冷静に対応することがいかに難しいか、知っているものです。

このように、共感によって不快な気分になることもある一方で、**まわりの人に何かを与えれば、共感によって喜びを感じる**こともできます。

「ヘルパーズ・ハイ」という言葉を聞いたことがある人もいるかもしれません。人を思って行動したときに得られる幸福感を指す言葉です。

人を助けると、助ける側にも良い影響があることは、研究で明らかになっています。満足感が増し、ストレスが減り、社会的なつながりが強まるのです。生理学的に見ても、血圧が下がるなどの直接的な効果があり、心身の健康も良くなるようです。むしろ、**与えてもらうよりも与えるほうが、有益な効果**があるらしいのです。

「それはわかったけど、人にあげられるようなお金はないよ」ですって？　「与える」を実践するのに、お金をかける必要はありません。時間と気づかいこそ、あなたが人に与えられる貴重品です。

じっくりと人の話を聞く。手伝いを申し出る。お礼状を送る。友だちが自分にとっていかに大切な存在か、本人に伝える。さらに一歩踏み込みたければ（かつ時間もあれば）、ボランティア活動をする、フードバンクに寄付する、地元の公園で球根の植え付けに参加する、困っている人に食事をつくって提供する、といったことを試してみましょう。

「与える」方法はいくらでもあります。**難しく考えず、自由に、自分に何ができるのか、どうしたら生活に取り入れられるか**、考えてみてください。

心の健康を支える5本の柱

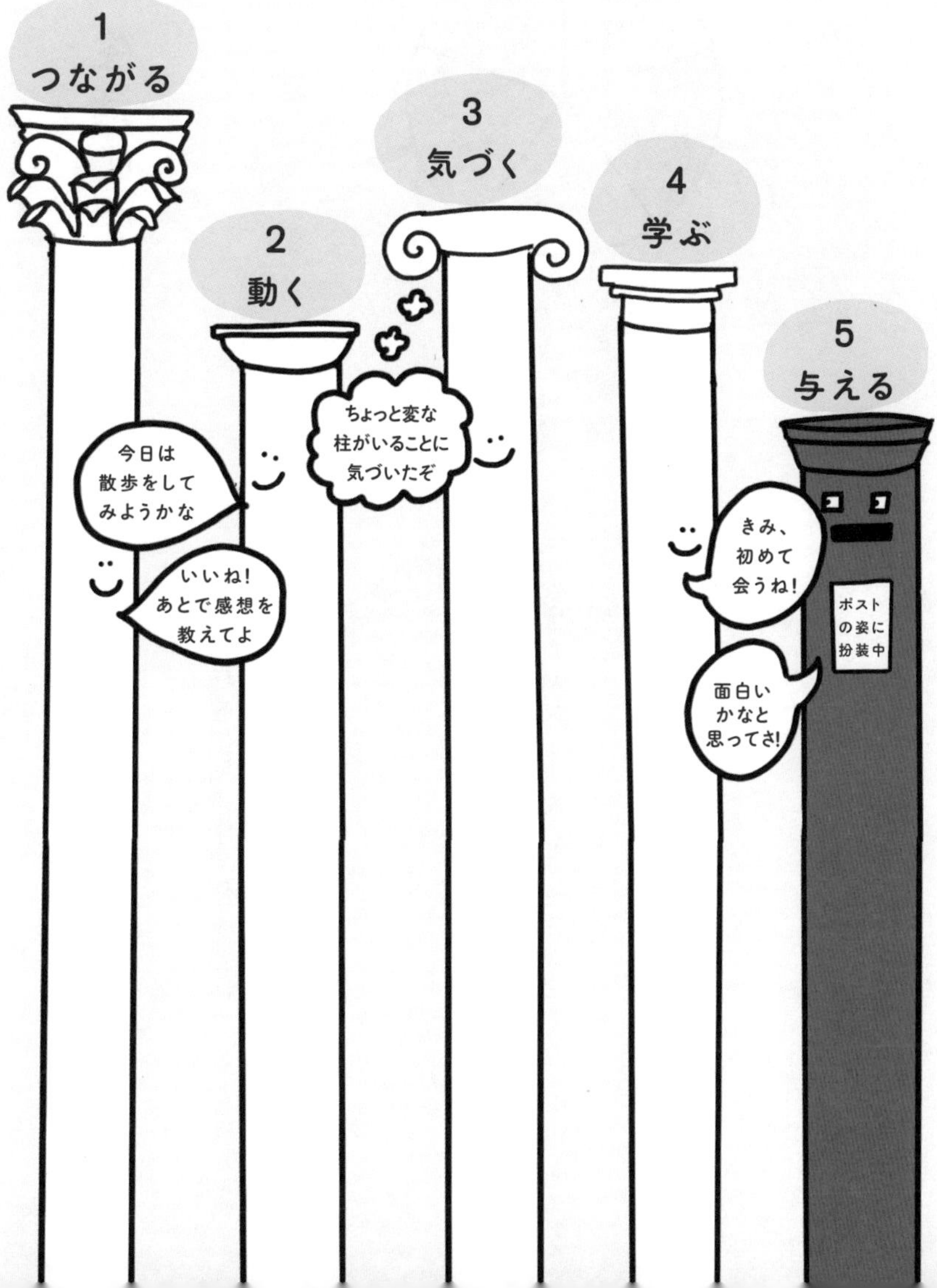
1
つながる
2
動く
3
気づく
4
学ぶ
5
与える
今日は散歩をしてみようかな
いいね! あとで感想を教えてよ
ちょっと変な柱がいることに気づいたぞ
きみ、初めて会うね!
面白いかなと思ってさ!
ポストの姿に扮装中

EXERCISE
1

生活の中に5本の柱を取り入れる

5本の柱を生活の中で使う方法を考えて、上のイラストに記入しましょう。できるだけ柔軟な発想を心がけて。

5つの基本方針を日々の生活で生かすために、どんなことができますか？

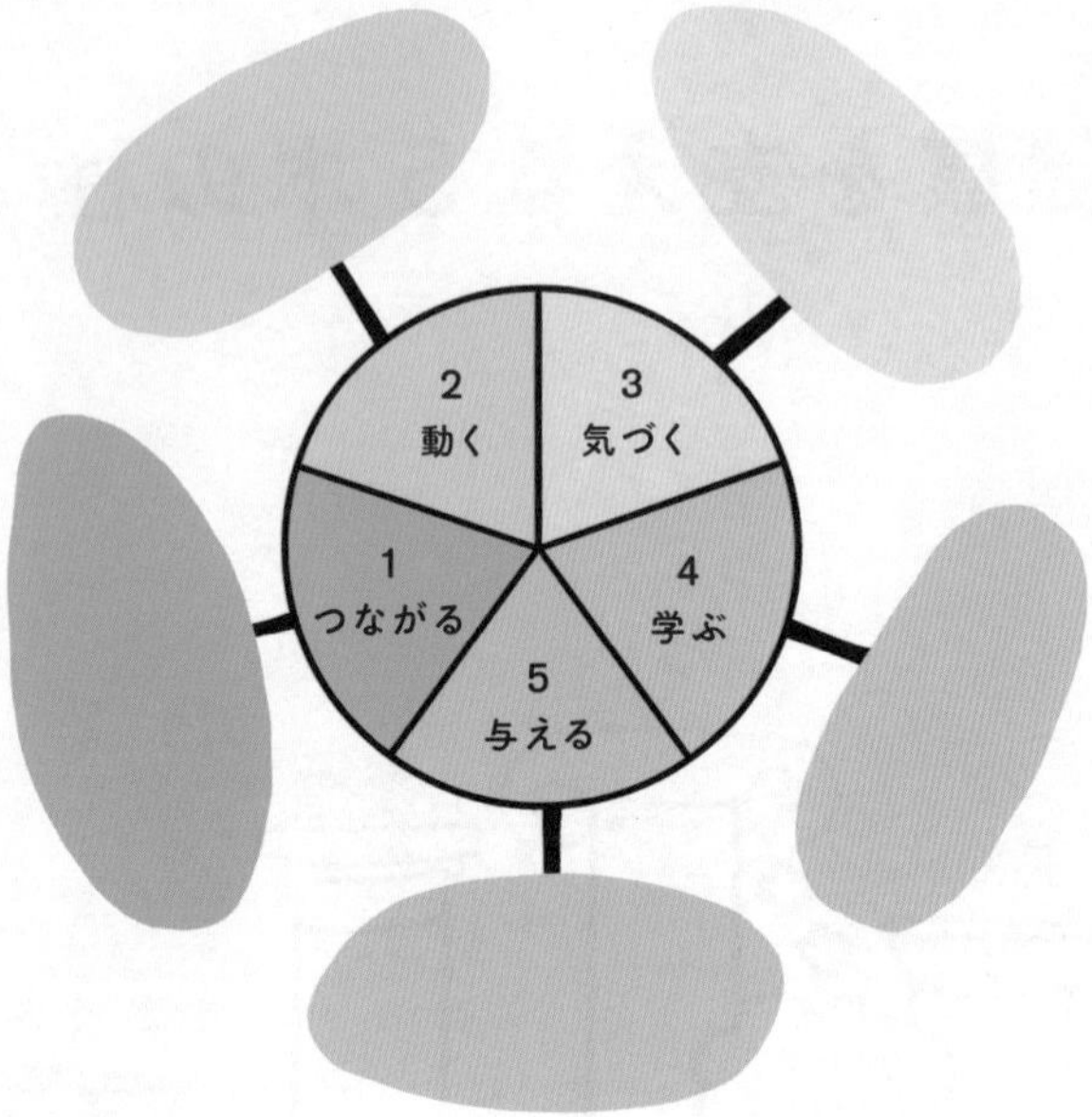

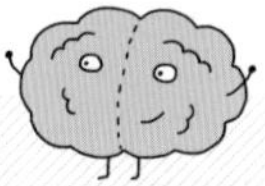

TOOL 3 自分の価値観を知る

あなたにとって大事なものは何ですか？　どんなことに意義を感じますか？　人生で達成したい成果を聞いているわけではありません。あなたが生きがいを感じるためには、何が必要かを知りたいのです。

何をすれば、かぎりある自分の時間とエネルギーを最も有意義に使ったと思えるでしょうか？　たしかに、何かを達成すれば生きがいを感じるかもしれません。しかし人生は達成することがすべてではありません。

生きがいの本質は、自分の価値観に合った活動をすること、自分の価値観に合った人付き合いをすることにあります。**生きがいのある人生とは、価値観を軸にして生きる人生**のことなのです。

研究によると、自分の価値観に合う生き方ができれば、心がいっそう健康になります。つまり心の容量が増えるのです。というのも、自分の大事にしたい価値観と実際の生き方が一致していると、私たち人間の本質的な欲求である**「目的や意義」**を感じることができるからです。

それが「何のために生きるのか？」という大きな疑問の答えになります。生きる意味とは、自分にとって根本的に重要なものについて考えることと同じだからです。

これまで何かをしていて嫌な気分になったり、誰かの言動に不快感を覚えたりしたことがあったなら、それは、自分の価値観に合わないと無意識に察知していたからかもしれません。価値観はその人の行動の指針にもなるし、**自分の感情の原因を理解する手がかり**にもなります。

価値観は人生の指針になる

楽しいときも苦しいときも、価値観はあなたとともにあります。臨床心理士の私に業務上の指針となるガイドラインや倫理があるように、あなたも個人の価値観に基づいたガイドラインや倫理を、人生の指針にすることができるのです。

未来は必ずしも見通せるわけではないけれど、価値観に従って対処することはできます。人生は絶え間ない決断の連続です――考える必要すらない小さな日々の決断から、人生を大きく左右する決断まで、数えれば切りがありません。価値観は、そうした決断を容易にするとはかぎりませんが、**より良い決断をするのに有用な道具**になるかもしれません。

日常生活で価値観について考えることはそうそうありません。私だって、Netflixの最新作の感想を聞こうとしただけなのに、「ねえエマ、あなたにとって大事なことって何？」とか「今日は価値観に合った生き方ができた？」と友だちから尋ねられたら、ちょっと妙な気分になると思います。

「会社の業績評価の一環で、自分の価値について考えたことがあるよ」という人はいるかもしれませんね。しかし、自分の行動が自分の価値観と一致しているかを必然的に考えさせられる評価システムは、ふつう、人生には存在しないのです。
ですから、今ここで人生の評価をしてみましょう。

EXERCISE 1 私にとって大事なものは何？

価値観は単なる感想でも、達成すべき目標でもありません。人生を生きるうえで行動の指針となるものです。

自分にとって重要なものをすべて思い浮かべ、紙に書き留めましょう。価値観の木（61ページ参照）に載っている、一般的に挙げられることの多い価値観を参考にしてください。

次の質問も考えのとっかかりとして役立つかもしれません。

Q 死後、どんな人間だったと記憶されたい？

Q

晩年に一生を振り返ったとき、何に最も喜びを感じるだろう?

Q

まわりの人のどんな特性にすばらしい価値を感じる?

Q

何をしているときに一番幸せを感じる?

Q

最も充実感や満足感を得るのはどんなこと?

以上の質問に答えたら、いくつかのテーマがあることに気づくかもしれません。書き出した中から、自分にとって特に重要な価値観もしくはテーマを4つ選んでください。それが、あなたの行動の指針となる価値観です。

ここでは簡単に解説しましたが、自分の価値観を特定するのは時間がかかるかもしれませんので、巻末の「参考文献」に役立ちそうな文献を載せておきました（300〜301ページ参照）。

価値観の木

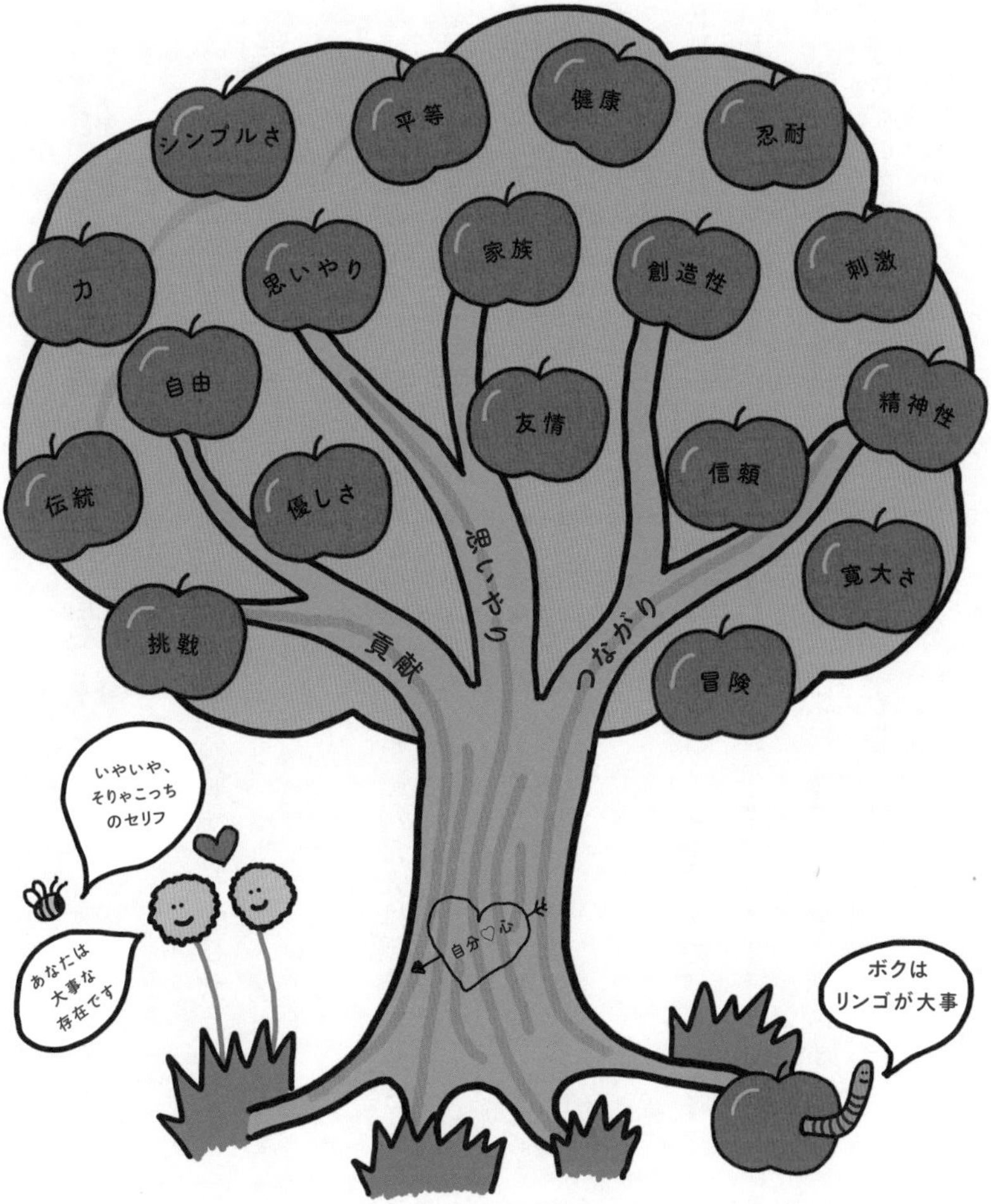
シンプルさ
平等
健康
忍耐
力
思いやり
家族
創造性
刺激
自由
友情
精神性
伝統
優しさ
信頼
寛大さ
挑戦
冒険
思いやり
貢献
つながり
自分♡心
いやいや、
そりゃこっち
のセリフ
あなたは
大事な
存在です
ボクは
リンゴが大事

EXERCISE 2 価値観を生活の中で実践する

それではいよいよ具体的な生活に目を向けて、もっと価値観と一致させられそうな部分がないか、考えていきましょう。

たとえば、価値観の1つとして「社会的なつながり」を選んだ人は、それをどのような行動に落とし込んで実行していますか？　その価値観に沿った行動をするために、ほかにもできることはありませんか？　しばらく会っていない友だちにメッセージを送ってみるのはどうでしょう？

ＥＸＥＲＣＩＳＥ１で特定した４つの価値観もしくはテーマを、隣のページの旗に書き込んでください。続いて、その価値観やテーマを実践するには日々の生活でどう行動すればよいかを考え、そのアイデアを山の胴体部分に書き込みます。すでに実行していることがある場合は、それも書きましょう。

価値観を生活に取り入れよう

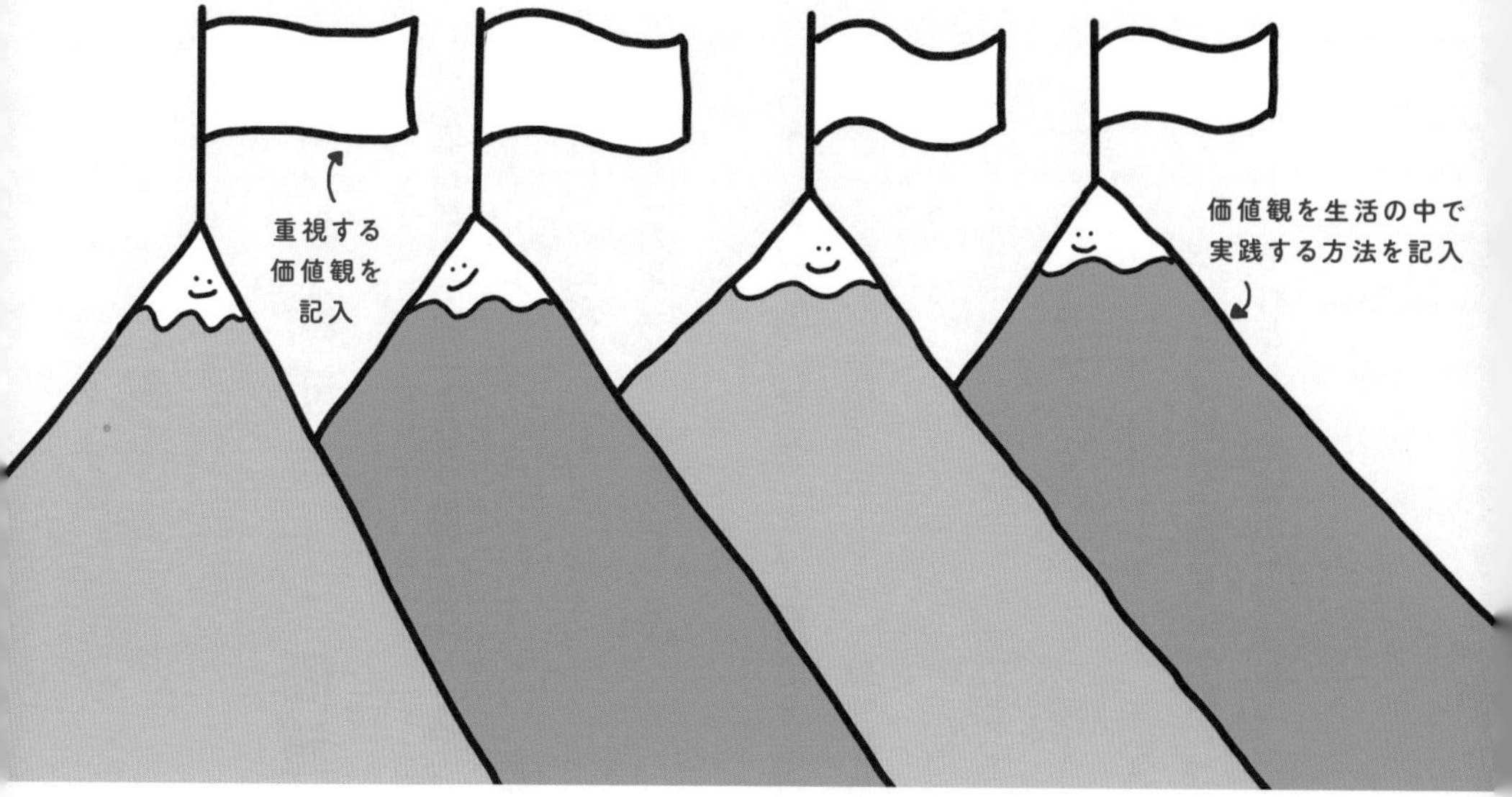

ここでアドバイスを1つ。**小さな達成しやすいアイデアのほうが、成功する可能性が高いです**（私が最近思いついたアイデアは、「マイボトルを忘れずに持ってきたときは、テイクアウトのコーヒーを買う」。環境に配慮するという価値観を反映するためのアイデアです）。

EXERCISE

3 決断する——価値観の標識

「価値観の標識」という概念を知っておくと、自分の行動指針に沿った決定がしやすくなります。双方向の矢印がついた標識を思い浮かべてください。矢印の一方は自分の価値観の方向を、もう一方は価値観と反対の方向を指し示しています。

この考え方を意思決定に活用する方法は二通りあります。

1 自分が今、標識が立っている分岐点にいるということを認識する

分岐点を意識することで、**惰性ではなく能動的に行き先を決定**できます。

たとえば、ついスマホを手にとったら、一瞬立ち止まり、標識を思い浮かべて次のように問いかけるとよいでしょう。

「この道は自分の価値観へ向かっている？
それとも価値観から遠ざかっている？」

友だちとつながる、リラックスするなどの価値観へ向かっているのか。あるいはただ何となくSNSをスクロールして、人と比べて自信をなくしてしまうのか。どちらでしょうか?

2 どの選択肢が最も自分の価値観に合っているか考える

価値観に照らし合わせて考えることで、**困難な決断の手がかりがつかめます。**標識を想像することで、それぞれの選択肢を選んだ場合、自分はどこに向かうのか考えてみましょう。

自分の価値観に近づくのでしょうか。それとも遠く離れたところへ向かうのでしょうか。

たとえば、新しい仕事に就けば自分の価値観に合った活動ができるのか、価値観に反する活動へ追い込まれてしまうのか、どちらでしょうか?

第2章　山あり谷ありの人生を乗り切る方法

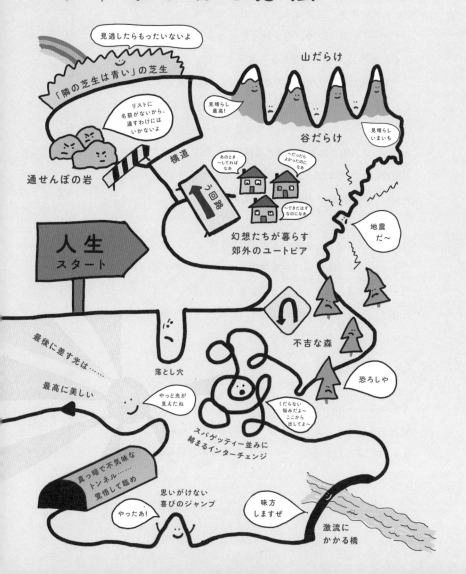

たいした試練も災難もなく人生を送れるのは、よっぽど運がいい人だけです。普通は生きていれば変化球が――何なら石つぶてが――飛んできて、山を登ったかと思えば谷に落ち、横道にそれたりUターンしたりをくり返すもの。

ときに激しく起伏するこの道でどんな感情が湧き起ころうと、できるかぎり進路の舵を取り、折り合いをつけるすべを身につけないといけません。いくら必死で進路をコントロールしようとしても、予想外の方向転換や路上の障害物、行き止まりに直面する可能性はゼロではないし、大地震さえありえます。つまり人生の旅路にストレスはつきものと言ってもよいでしょう。

ストレスは必ずしも悪いものではないけれど、放っておくとたまっていき、実質的にも感情的にもキャパシティ以上にものごとを抱え込んだ状態になってしまうことがあります。そうなれば「いっぱいいっぱいの国」へまっしぐら――頭はぐちゃぐちゃ、混乱し、次の行き先を見失います。

第2章では、「キャパシティカップ（69～81ページ参照）」を使って、ストレスを把握しメンテナンスする方法を見ていきます。さらに、石つぶてが飛んできたとしか言いようのない、ストレスに満ちたライフイベントを乗り切る道具も紹介します。

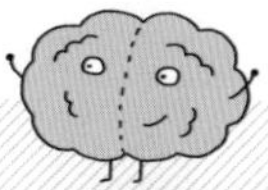

TOOL 4 感情のキャパシティを把握する

紅茶を1杯淹れましょう。カップはお好みのものでOK。紅茶党じゃないんだけど、という人はビールジョッキでも背の高いグラスでもかまいません。あ、でもエスプレッソカップやショットグラスは小さすぎるのでなしです。用意できたら、椅子にゆったりもたれて、いただきます——と、ちょっと待った！

その前に、カップをよーく見て、別の角度から考えてみましょう。

カップの内側の空間を想像して。カップの容量はかぎられていて、容量以上に入れようとするとあふれてしまいますね。

そのカップは、**あなたの感情の容量（キャパシティ）を象徴**しています。あなたの「キャパシティカップ」です。

誰の感情の容量にも限界があり、**何かするごとにカップの空き容量は減っていきます。**ありふれたささいな出来事であれば、ほんの少ししか容量を食わないかもしれません。走り回る2人の子どもの世話はエネルギーがいるので、たくさんの容量を消費します。近々、就職面接や健康診断などストレスのかかるライフイベントが控えているなら、それに向けた計画や検討も、容量を消費します。

パーティーを計画する、友人宅を訪問する、といった楽しいイベントでさえ、多少は容量を食うのです。何で、どれだけ容量を消費するかは、人それぞれ異なります。

カップの中身はたいていひっそりとたまっていくので、満杯になるまでまったく気づかないかもしれません。

ストレスのかかる出来事は、時間も気力も、その出来事について考えるための脳のゆとりもたくさん必要なので、カップの容量もたくさん消費する傾向があります。場合によっては、大きなストレス要因が降りかかったとたん、カップが一気に満杯になってしまう恐れもあります。

カップの容量ギリギリだと感情的になってしまう

キャパシティカップの空き具合をつねに把握しておくと、ストレスを管理しやすくなります。中身がカップのふちに近づくほど、感情の空き容量は減っていきます。つまりささいなことで残りの容量を使い切り、キャパシティカップがあふれる可能性があるということです。

ちょっと思い出してみてください。コップを割ってしまった、牛乳が売り切れだったなど、一見取るに足らない出来事でがっくり落ち込んでしまった経験はありませんか？

「たいしたことじゃないのに、なぜこんなに過剰反応してしまうんだろう」「ふだんなら朝飯前のことがなぜできないんだろう」と思うのも無理はありません。当時のあなたには、その出来事を乗り切るだけの容量がなかったのでしょう。

カップに空き容量がたくさんあるときは、その種の出来事で生じるストレスは

感情のキャパシティカップ

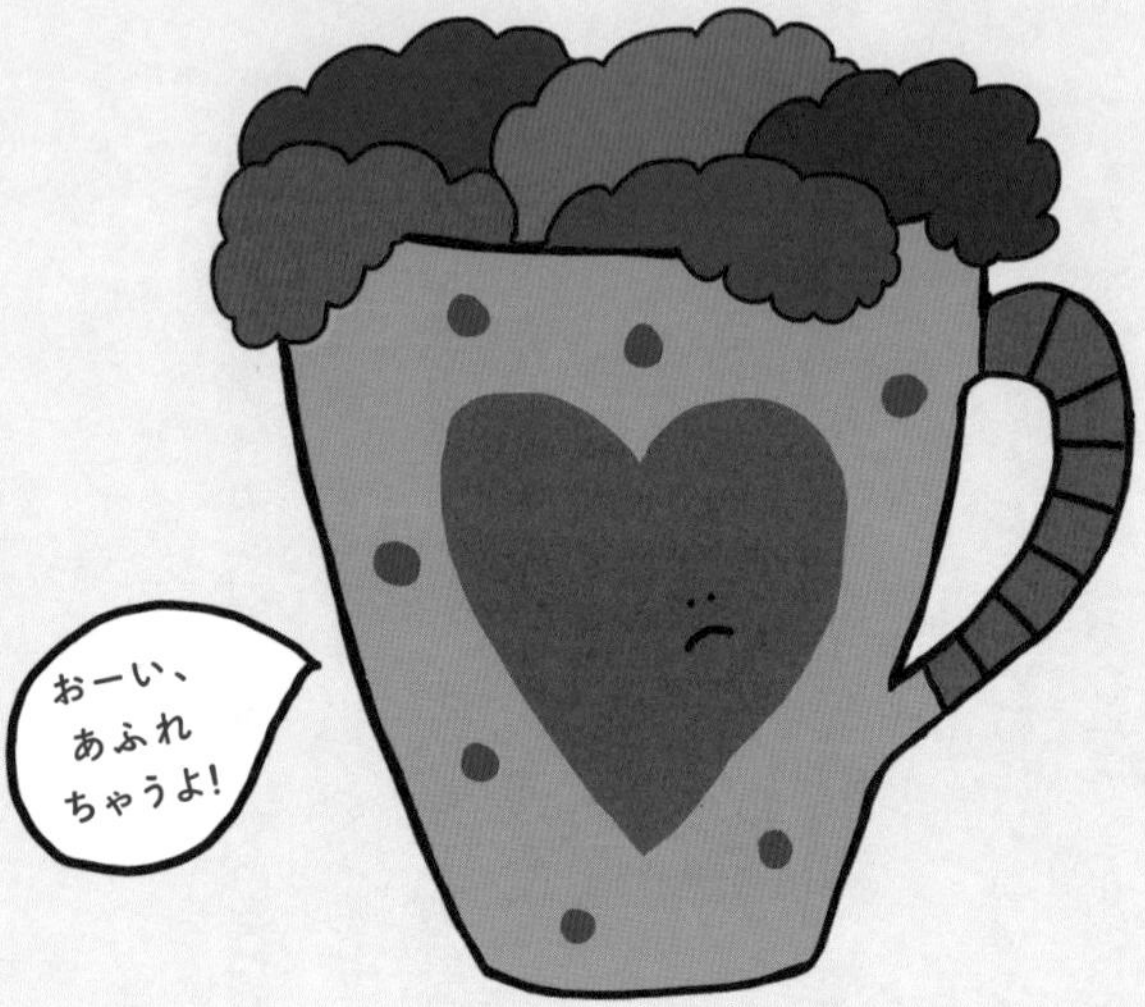

微々たるもので、カップの水位もわずかに上昇するだけです。しかし水位がカップのふちの近く、レッドゾーンに入ると、ストレスのかかる状況に対して理性的に反応しにくくなり、感情的になったり、計画的な行動や問題解決が難しくなってしまったりすることがあります。**一歩引いて理路整然と思考し、対処するだけの、感情の容量がない**のです。

EXERCISE 1 キャパシティカップには何が入っている？

75ページにあなたのカップの絵を描き、さらに中身を書き足していきましょう。今あなたの**感情の容量を消費しているもの**をカップの底から順に書きだすのです。自分にとって容量の消費が大きそうなものから順に書いていくと、わかりやすいはずです。あらゆるものが対象になりえます。誰かを心配する気持ち、未来のイベントの計画、仕事や育児などの日課、空腹やのどの渇き……。

カップの中身を1つ書き足すたびに、カップがどの高さまで埋まったかわかるように線を引きましょう。その中身が1つ当たりどのくらいの容量を消費するのかは、主観によって異なります。

ある人にとってはかさがわずかに増すだけのものであっても、別の人にとってはもっとかさが増すことだってあるし、同じものでも時と場合によってかさの感じ方が変わります。たとえば、いつもより長時間働いているなら、仕事はふだんよりもたくさんの容量を消費するでしょう。

なかには、日々の出来事を書き足す前から、カップがかなり埋まっている人がいるかもしれませんね。たとえば病気を抱えていれば、そのこと自体も容量を消費するでしょうし、その病気による痛みや疲労感もカップに入っているでしょう。そんなこんなで、日常の出来事に対処するために使える容量が少ない人もいるかもしれません。大事なのは、「自分は、もともと使える容量がかぎられている」という事実を認識し、受け入れること。そうすれば、**優先順位を考えながら残りの容量を有効に活用**できます。

さあ、カップの中身をすべて入れ終わりましたね。カップはどれくらい埋まっていますか？　残りはどれくらいですか？　感情の容量の大半を、意外なものが占めていたりしませんか？　その結果についてじっくり考えてみてください。友だちと、とことん語り合ってみるのもよいでしょう。自分のキャパシティカップの容量を自覚し、その中身と埋まり具合を理解すれば、容量を計画的にやりくりし、いっぱいいっぱいになる前に手を打てるようになるはずです。

あなたのキャパシティカップを書いてみよう

EXERCISE

2 「レッドゾーン一歩手前」のサインに気づく

キャパシティカップの中身が上限に近づくと、理性的でない反応が目立つようになります。**思考の融通が利かなくなる**ので、怒りっぽくなることもあるし、感情が膨れ上がり感情的に反応しがちです。

そうならないためのコツは、**「カップが埋まってきている」というサイン**に気づくこと。理想をいえば、レッドゾーンに達する前、イエローゾーンのうちにそのサインを読み取って、カップがあふれるのを防ぎたいものです。

カップが埋まってきているサインは、人によって異なります。たとえば、肩に力がこもったり、息がしづらくなったりするかもしれません。ストレスを感じたり、精神的に追い詰められたり、冷静でなくなったり、状況に対応できないと感じたりするのも、よくあるサインです。

まず79ページのイラストを見て、レッドゾーンにいる（つまりあふれる危険がある）とき、自分にはどのようなサインが表れるかを考え、書きだしましょう。また、実際にあふれたらどうなるかを、泡の中に書いてみてください。

続いて、今自分がグリーンゾーンにいるのか、あっという間にレッドゾーンに突入するイエローゾーンにいるのかを知るための、手がかりを見つけてください。イエローゾーンにいるとしたら、それは「自分の容量を思い出し、カップがあふれないように容量をメンテナンスする方法を考えなさい」というサインです。

自分が**どの警戒レベルにいるか知ることは、感情を理解するヒント**にもなります。予想外の行動や自分らしくない振る舞いをすれば、混乱し苦しむこともあるでしょう。

たとえば、ちょっとしたことで子どもを叱ってしまい、理由がわからず、「なんてひどい親だ」と自分を責めてしまったことはありませんか？　そんなときでも、一歩下がってそのときの感情の容量を把握し、警戒レベルを確認してみると、すべて納得がいったりするものです。

その日は、激務をこなしてから学校へ急いで向かって子どもを拾い、その帰路であおり運転の被害にあったので、まったく余裕がありませんでした。レッドゾーンにとっくに突入していて、いつカップがあふれてもおかしくない状態だったのです。その結果、ふだんなら対応できる、一見怒るほどでもないことで、容量が限界を超えてしまったのです。

起きたことは変えられませんが、**自分の感情の容量に気づけば、何が起きたのかは理解することができます。**それに、次はきっと、サインをとらえて違った対応ができるでしょう。

自分の感情の容量とサインをしっかり理解しよう

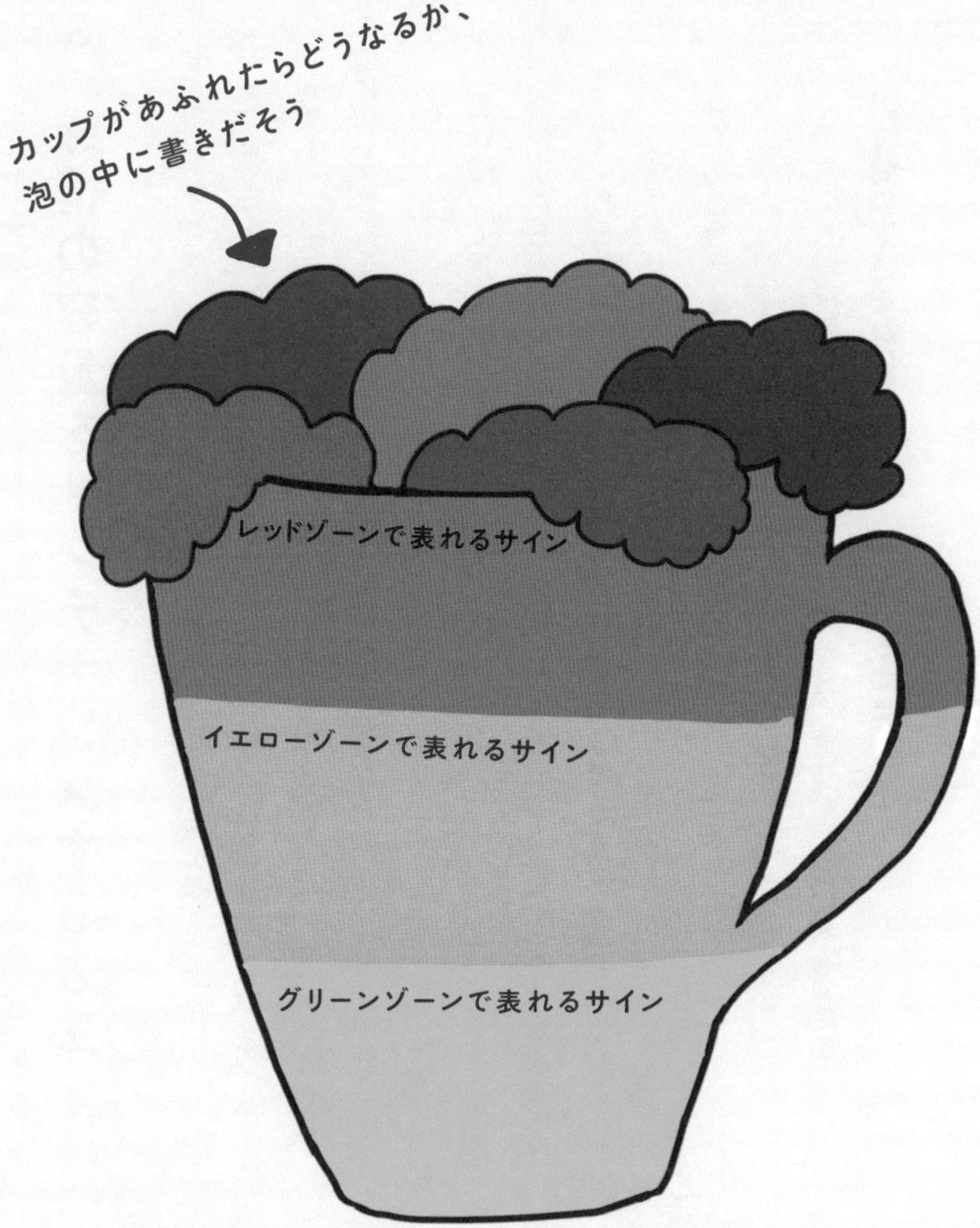
カップがあふれたらどうなるか、
泡の中に書きだそう
レッドゾーンで表れるサイン
イエローゾーンで表れるサイン
グリーンゾーンで表れるサイン

EXERCISE

3 感情の容量をメンテナンスする方法

気分が乗らないし、ストレスがたまるし、無理しすぎてる、ですって？　よく自分のイエローゾーンのサインに気づきましたね。容量の限界が近いようです。いよいよ対策を打つときです。今から、カップがあふれて「いっぱいいっぱい」になる前に容量をメンテナンスする方法を3つご紹介します。

1　思い切って捨てる

カップから出せるものは出しましょう。捨てられるものはありませんか？　同じことをもっと楽にやる方法はありませんか？　誰かに助けてもらえませんか？

私たちは物事を投げだすことを渋りがちです。「全部こなせるはず」「こなせなければ落第」と感じるためです。しかし、カップから物を取りだすのも、積極的なメンテナンスの一種。**重要なことにもっと多くの時間や労力をかけられる**ようになりますよ。

2　きっぱり断る

今こそノーと言いましょう。限界が近づいているなら、できるだけカップにものを入れないことです。新しいものを引き受ける前に、カップの容量を超えてしまわないか自分に問いかけてください。

もちろん、いつも断ることができるとはかぎらないし、ノーと言うのは難しいことかもしれません。でも、ぜひ身につけてほしい重要なスキルです。

3　自分のための時間を取る

自分のために時間を使うのは贅沢に見えなくもないし、「忙しいのにそんなことをしたら、もっと感情の容量が減ってしまう」という勘違いもあるかもしれません。

予定を詰めすぎて昼食を逃すのは、その典型例。しかし、**自分を大切にするとストレスが減り、脳にゆとりが生まれるので、むしろ容量は増える**のです。「カップの残りの中身にスムーズに対処できるようになるし、ストレスも減る」と認識し、睡眠と食事をきちんととり、こまめに休憩し、気分転換をするよう心がけましょう。

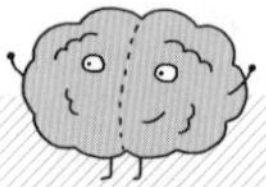

TOOL 5 苦しい状況から自分を守る

人生という旅路では、多少の石つぶてに見舞われることはまず避けられません。きっと、大きさも影響もまちまちの石つぶてが進路に飛んでくることでしょう。

困難な出来事をほとんど体験したことがない人は、**「災難は自分には起こらないもの」**と考えて生きている傾向があります。そのため、実際に困難な目にあうと、大きなショックを受けることになります。

一方、苦しい状況を体験したことがある人は、その**状況が再発しそうな兆候に過敏になる**ことがあります。自分を守るため、脳がつねに兆候に目を光らせているのです。

しかし、ストレスのかかる過酷なライフイベントが本当に発生すると、その状況を脳が解明しようとする過程で、どうしてもさまざまな苦しい感情が湧いてきてしまいます。

これはまったく正常な反応で、病気や大切な人との別れなど、通常のライフイベントとは呼べない（そうであることを願います）過酷な出来事が起きれば、私たちは誰でも苦しむものです。


そのことがわかっていて、苦しい感情が湧いてくることを理解したからといって、必ずしも気持ちが楽になるわけではありません。苦しいものは苦しいのです。

でも、それ以上気持ちが悪化するのを防ぐことはできるかもしれません。

自分なりのストレス対処法を準備しよう

ストレスのかかるライフイベントには変化が伴うものなので、その変化に適応し、馴染むことが必要です。人生の進路を転換してでも、できるかぎり有意義かつ効果的なやり方で、新しい進路を歩み続けられるようにならないといけません。

日常の変化にとどまらず、未来予想図が変わるような回り道が必要になることも多いでしょう。

困難な出来事のせいで、自分自身が根本から揺らぐこともあります。アイデンティティや自分なりのストレス対処法、ときには人生の指針となる信念さえも疑わしくなったりします。

あなたのストレス対処法は、あなたがこれまでに身につけてきた処世術であり、**世界を生き抜く拠り所**となるものです。それを使って自分を守れば、人生に投げつけられた石つぶてから身を守ることができます。

ストレス対処法という「防壁」を築き、いつもより少し手厚いケアが必要なときには忘れずに活用しましょう。今までうまくいっていたストレス対処法が新しい環境では効かないなら、**環境に合うように対処法を変える**必要があるでしょう。

EXERCISE

1 ストレス対処法を書きだす

ストレスがあまりに大きければ、自分の殻に引きこもりたくもなるでしょう。たしかに、殻に（というより、できれば暖かい毛布に）こもるのは、場合によっては正しいストレス対処法かもしれませんね。

心の容量がいっぱいで、ともかくリラックスしたいときなどがそうです。でもそうでないときに引きこもれば、ストレスは増加します。

引きこもることは、ストレスに対処することをあきらめ、心の容量を増やすのを放棄することと同じだからです。そんなときは、今少しの努力で「殻」から抜け出すほうが、じっとしているよりも自分のためになるのではないかと考えてみるとよいでしょう。

とはいえ、慌ただしい日々に流されて、ストレスへの対処法を十分に実践できないこともあります。そんなときは、**もっと楽な方法でそこそこの効果を感じられるような「妥協策」を考える**のがおすすめです。

運動が気分転換になるとわかっていてもジムに行くのが億劫なら、軽いウォーキングをしてみましょう。みんなに相談したくてもすぐに会えないなら、信用できる友だち1人に相談するか、メッセージでやり取りできないか考えてみてはどうでしょう？　ストレス対処法をできるだけ使いこなしたければ、ちょっとやり方を変えることで効果を少しでも得られないか、柔軟に考えることが大切です。

何があなたを守る防壁になるかを考え、次のイラストの防壁の中に書きだしましょう。ストレスのかかるライフイベントが起きたとき、どんな対処法を使いますか？

ストレスで押しつぶされそうなときには記入したこのイラストを見て、対処法を実践することを忘れないようにしてくださいね。

あなたをストレスから守ってくれる「防壁」は何？

壁の中に書きだそう

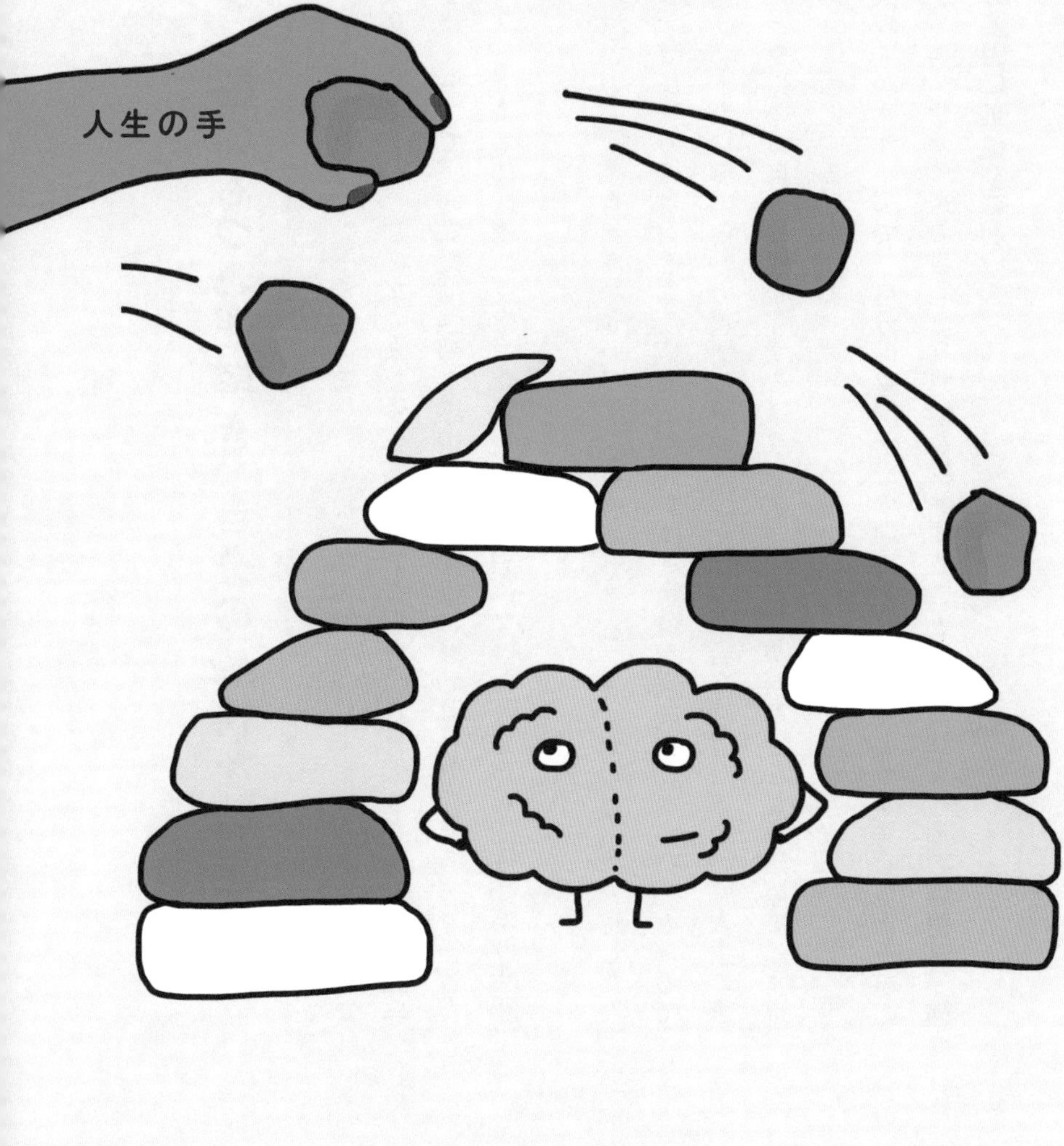

EXERCISE

2 脳のもつれを解き、自分の感情を特定する

大きなライフイベントを迎えると、感情の容量は一気に「いっぱいいっぱい」になりかねません。ここまで来たら、感情はまるでもつれた大きな毛糸玉。脳はぐちゃぐちゃで、あなたは強烈な感情と体の変化に襲われ、対処するのを投げだしたり、出来事に過剰に反応したり、逆に鈍感になったりする可能性があります。

一歩引いて考える余裕がないので、「自分にできることは何もない」と感じたり、嫌な気分になるのは自然な反応だと気づかず、自分を責めたりすることもあるでしょう。本当なら、自分の感情に気づき、それを正当な感情だと認め、人生の苦しいときにいる自分に優しくするほうがよいのですが、自分を責め始めてしまうと気分は悪化するばかりです。

次のエクササイズで、自分の感情とその理由を解明するきっかけをつかみましょう。エクササイズの目的は、感情を排除することではありません。**感情と、感情の要因に気づくこと**です。

言い換えると、感情を自己評価に結びつけたり、自分を責めたりするのではなく一歩引いて、客観的な事実であるライフイベントと照らし合わせて感情をとらえることです。

1　次のページのイラストに、あなたの心を埋めているもの、あなたの脳内空間を占めているものをすべて書きだしてください。**感情、思考、悩み、日々のタスク**など、何でもかまいません。
それを、糸の先の吹き出し1つにつき1つずつ記入していきます。これは「ブレインダンプ」といって、脳の中身をすべて紙に出力する作業です。思い浮かんだものは1つ残らず書きだしてください。

2　このエクササイズの主な目的は、感情を言葉にすること、脳のもつれをはっきり説明できるようになることにあります。
また、脳の中身がわかれば、それにどう対処すべきか見当がつけやすくなります。すぐに実行できる小さな対策が浮かんでくるかもしれませんし、この本のほかの道具が役立つと気づくかもしれません。

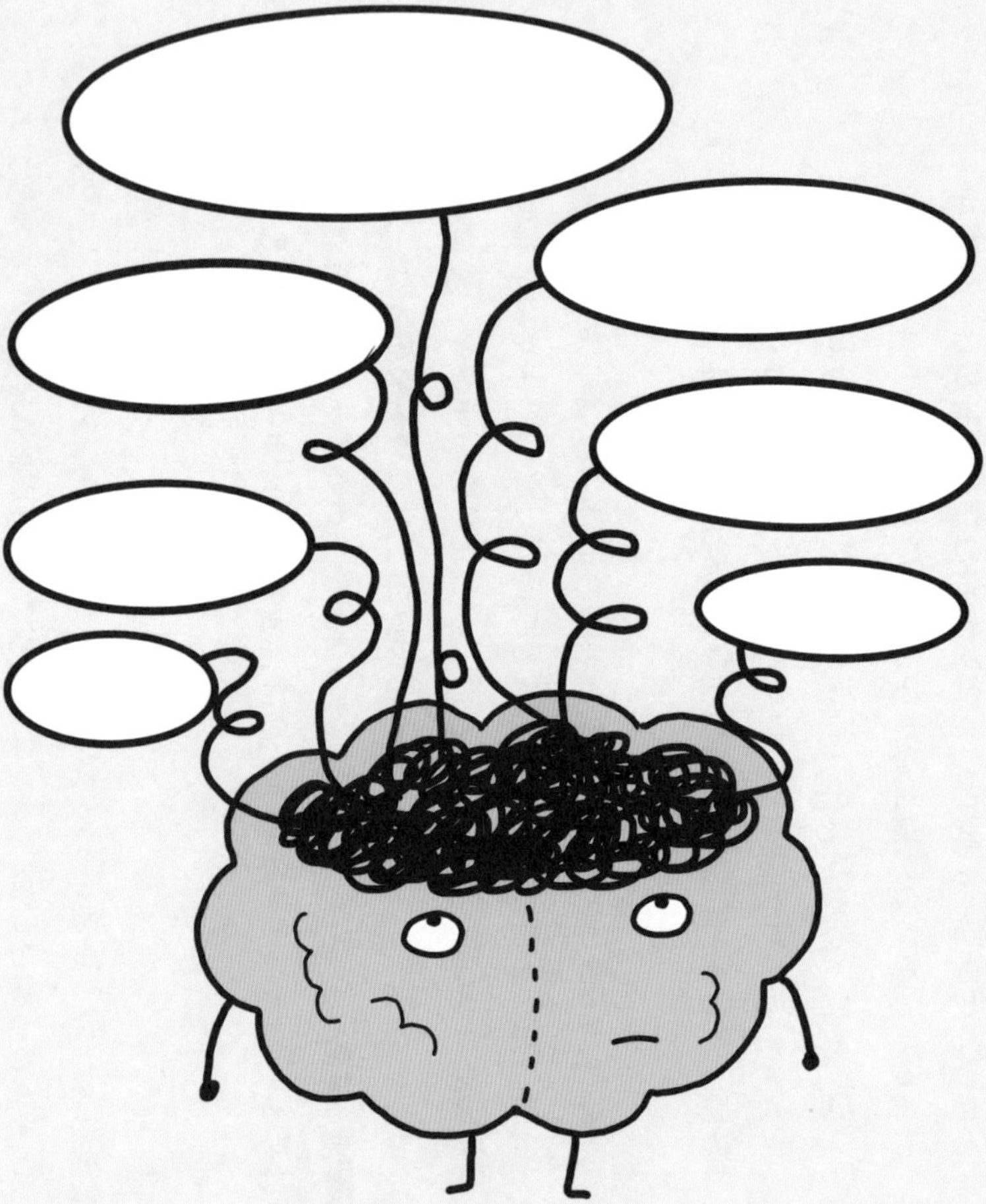

脳の中を占めているものは何？

EXERCISE

3 自分のケアに力を入れる

ストレスがかかり、いっぱいいっぱいになると、極度の不安状態に陥り、自分では状況をコントロールできないように感じて投げやりになってしまうことがあります。その結果、自分のケアをしなくなり、**昼食をつくらない、休憩を取らない、趣味をやめる、といった事態になりがち**です。

また、手っ取り早い解決策に頼ることが多くなります。コーヒーやお酒を飲む量がふだんより増えます。食べる量も増え、エネルギー補給のために甘いものや炭水化物を求めるようになります。とくに欲しくないものでも、片手間にオンラインショッピングの「購入」ボタンを押します。

どれもそれ自体は悪いことではないし、短期的には安心感が得られるかもしれませんから、それはそれでかまいません。でも、もっと長い目で見れば、依存状態に陥る可能性があるためやっかいです。だから**もっと持続可能な解決策を見つ**

けるのが得策でしょう。

時間の無駄に思えるかもしれませんが、実は大きなストレスがかかっているときこそ自分のケアに力を入れれば、ほんの少しですが感情の容量が増え、苦しい状況を切り抜けやすくなります。少なくとも、**自分のケアは、やろうと思えばできること、自分でコントロールできること**です。

だから朝食を抜いたりせず、前の晩につくっておきましょう。翌日持っていく水筒の中身を入れておきましょう。昼休みに15分歩きましょう。基本に立ち返り、自分を育てるつもりで基礎を整えるのです。

こういう小さな習慣は、少しずつ、そして持続的に効果を発揮するもの。苦しい感情やストレスの大きい状況を取り除いてくれるわけではないけれど、**悪循環を断ち切り、自分を支えて守ってくれます。**例えるなら、水に浮かぶブイです。これ以上沈まないよう体を支えてくれるものであり、困難を乗り越える助けになるものです。

苦しい状況で沈まないための小さな無理のない行動は何?

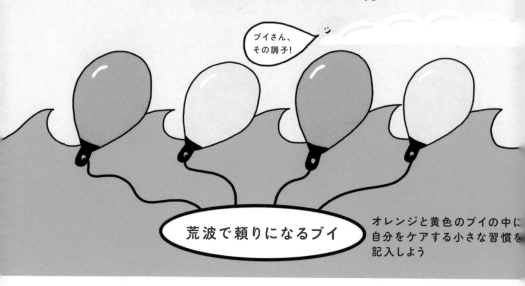

ブイさん、
その調子!
荒波で頼りになるブイ
オレンジと黄色のブイの中に
自分をケアする小さな習慣を
記入しよう

自分をもっとうまくケアできるようになる方法を考えてみましょう。

有益な習慣をやめてしまってはいませんか? あまりのストレスや疲弊のために、たいして有益でない習慣に染まってしまっていませんか?

上のブイに、沈まないようにするための、小さな無理のない行動を記入しましょう。苦しいときはこのブイを見返して、自分のケアを忘れないようにしましょう。

第3章 感情の正体を知り、うまく付き合う

感情が生まれるところ

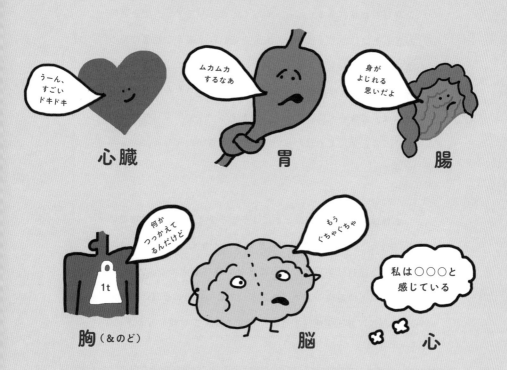

　ある感情を抱き、その感情を通して自分がどのような体験をしているかを理解する――それこそが人間です。あなたが誰であろうと、どこにいようと、何をしていようと、感情はあなたの車に同乗し、あなたについて回ります。それどころか、道順を示し、その旅を丸々つくり上げてしまうこともあるほどです。

　感情は私たちの人生最良のときを一緒に過ごし、このうえない喜びや幸せに浸るサポートをしてくれる一方で、人生最悪のときもそばにいて、私たちの人生を悲しみと嘆きと絶望に染め上げます。私たちは、感情のおかげで天にも昇るような心地を味わったり、人生の楽しみを味わったり、リスクを回避できるときは、感情を大歓迎します。でもそうでないときは「かまわずさっさと消えてくれたらいいのに」と言いたくなるかもしれません。

　感情は変わりやすく、ときには予測不能でやっかいで複雑になるけれど、私たちの中から感情をなくすことはできません。私たちと感情は切っても切り離せない存在なのです。

　第３章では感情の正体に迫るとともに、自分の感情、そして感情の処理方法を理解するのに役立つ考え方を紹介します。

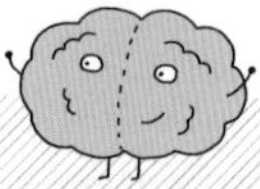

TOOL 6 自分の感情を認識し、受け入れ、理解する

誰もが感情を抱くものだし、人間である以上、それは避けられないことです。でも、ひどい不快や苦痛をもたらすやっかいな感情は、何のために脳に組み込まれているのでしょう？　感情のしくみを理解すれば、自分の感情を読み解けるようになり、その知識を自分のケアに役立てられますよ。

感情は心や体の感覚から生まれる

まず、俗説を正しましょう。「感情はすべて心から生まれる」と聞くことがあるかもしれませんが、それは間違いです。**感情は体からも生まれます。**感情の元をたどれば生理的な体の感覚に行きつきます。のどのつかえ、心臓のぬくもり、首筋のほてり——どれも思い込みではなく、現実の体の感覚です。だから感情というのはそういった感覚を**「どう感じるか」**つまり「感じ方」であり、体内から生まれるものですが、感じたことがすべて感情かというと、そうではありません。

体の感覚にはたとえば空腹、苦痛、尿意、満腹を示すものがあります。心地よいと感じられる感覚もあれば、不快と感じられる感覚もあります。鎮静系の感覚もあれば、刺激系の感覚もあります。

あなたがその体の感覚に気づくと、脳は対処を決めるためにそれを理解しようとします。これは何を表しているのか。空腹か、のどの渇きか。苦痛か、愛か。心配か、喜びか。などと考えます。事実上、「体の中で一体何が起きているの？ボクはどう対処すべきなの？」と脳は言っているわけです。

つまり、脳は**「どう感じるか」**に絶えず反応していて、その**感じ方の一部を、人は「感情」と分類する**のです。

脳と体は連動し、影響し合っている

体は休みなく稼働しています。つまり体の感覚の感じ方の強弱は、つねに上下しています。脳と体は連動していて、意思を伝え合い、眠る、食べる、傷を治す、エネルギーを効果的に使う、環境に反応するといったことを実現しています。そうしたことができるのは、体から受け取った感覚を脳が検知し、解釈しているからです。

また、脳はあなたの欲求を予測して体の感覚をつくりだすこともあります。体の内外の環境が変化しても体の状態が安定するようにバランスを保ち（この働きをホメオスタシスといいます）、あなたの体がうまく機能するようにしているのです。

人が自覚できるのは、これらの体の感覚の一部、とくに急に変化が起こったときの感覚と、その感じ方なのです。

心が体を解釈し、理解したものが「感情」

感情は、呼吸、痛み、体温、心拍、胃腸の動きなどの生理的な状態に関する感覚と、それに対する感じ方を理解するための複合的な概念です。感情に名前をつけて理解すれば、感情を意識し、一歩引いて見つめ、体の感覚と距離を置いてじっくり考えてから反応できるようになります。

つまり「感情はすべて心から生まれる」のではなく、正しくは**「感情は心が解釈している」**のです。よく気力で体力をカバーすることを「心が体を超える」と言いますが、その表現を借りるなら、**「心が体を理解する」**のです。

感情への反応の仕方は変えられる

感情は脳機能の中心的な役割を果たしていて、意思決定、記憶、言語、人間関係の構築、他者との意思疎通と他者の理解を助けてくれます。

私たちは感じ方しだいで感情を「ポジティブな感情」とか「ネガティブな感情」と分類することがありますが、感情は、あなたの住む感覚の世界を理解しようとする脳の試みにすぎません。

震えや失望をもたらし、足がすくんでよろめいてしまうような感情は、できれば無視したいものですよね。しかし感情を理解すれば、その感情をコントロールし、対処法を見きわめ、**あなたにとって有益な感情をつくりだす**ことができます。

脳は完璧ではありません。規則性を見つけ、素早く反応しようとするあまり、感情の解釈を誤ることがあります。すると私たちは、感情に駆り立てられ、ときに迷走してしまうわけです。

そう考えると感情はやっかいな存在ですが、すばらしい一面もあって、感情の進む先は決定的なものではありません。つまり感情は学習意欲の高い熱心な生徒なので（学習にえらく時間がかかるときもありますが）、**感情も、感情への反応の仕方も、変えようと思えば変えられます。**

ですから、これからやるエクササイズの目的は感情を取り除くことではありません。感情は、瓶に詰めて追い払おうとするほど、不意に飛び出してくるものだからです。エクササイズの本当のねらいは、感情を理解し、状況を把握するための手がかりと認識することと、感情が発生したときに、最も効果的に反応する方法を考え、**感情を生かして目標を達成する**ことにあります。

私たちの中にいる
「感情ファミリー」をご紹介

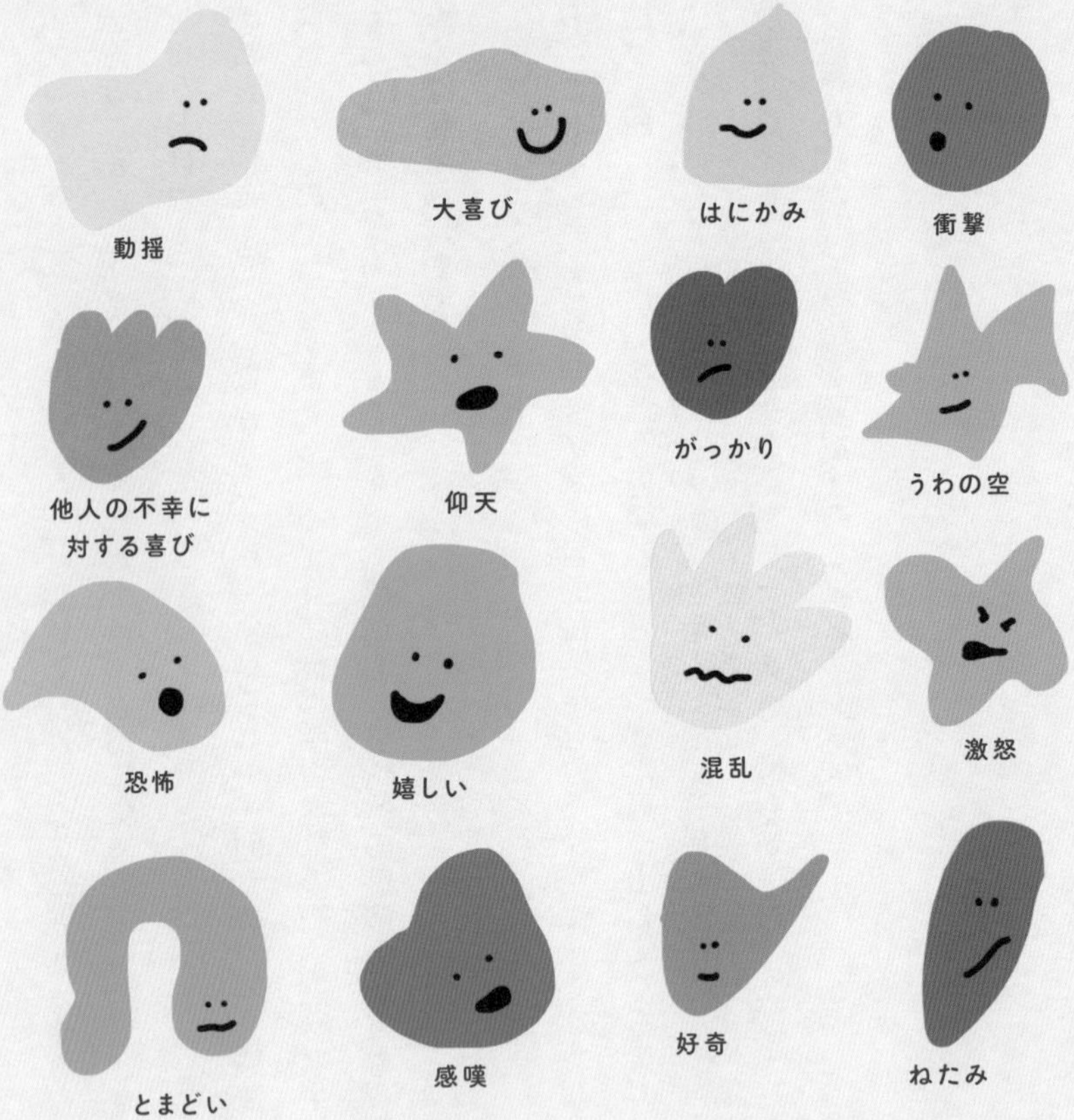

＊全部載せきれないので、一例です。

EXERCISE

1 感情の温度計で感じ方の強弱をはかる

私たちは体の感覚の変化をすべてとらえているわけではありません。大きな音にはすぐ気づくのと同じで、どうしても激しい感じ方に気を取られがちです。日ごろから**感じ方に対する感度を高めておく**と、自分の感じ方とそれに伴う感情をよく理解できるようになっていきます。必然的に、対処も的確に判断できるようになります。

105ページの「感情の温度計」を使って、あなたが今感じている体の感覚や、感情の強弱を書きだしてみましょう。

温度計は上にいくほど感じ方が強いことを示しています。主観でよいので、当てはまる目盛りに感じていることを記入してください（次に紹介するEXERCISE2を併用するのも効果的です）。

感情は1年どころか1日の間にも変化します。ですから1日に何回か感じ方をチェックするか、1日の最後にその日の感じ方を振り返ってみてください。

ほかにも、自分の感じ方を理解したいタイミングがあれば、感情の温度計を活用するとよいでしょう。いっぱいいっぱいだと感じているときや、解明したい激しい感情を抱えているときに、特に役立つのではないでしょうか。

あなたの感情を温度計に記入しよう

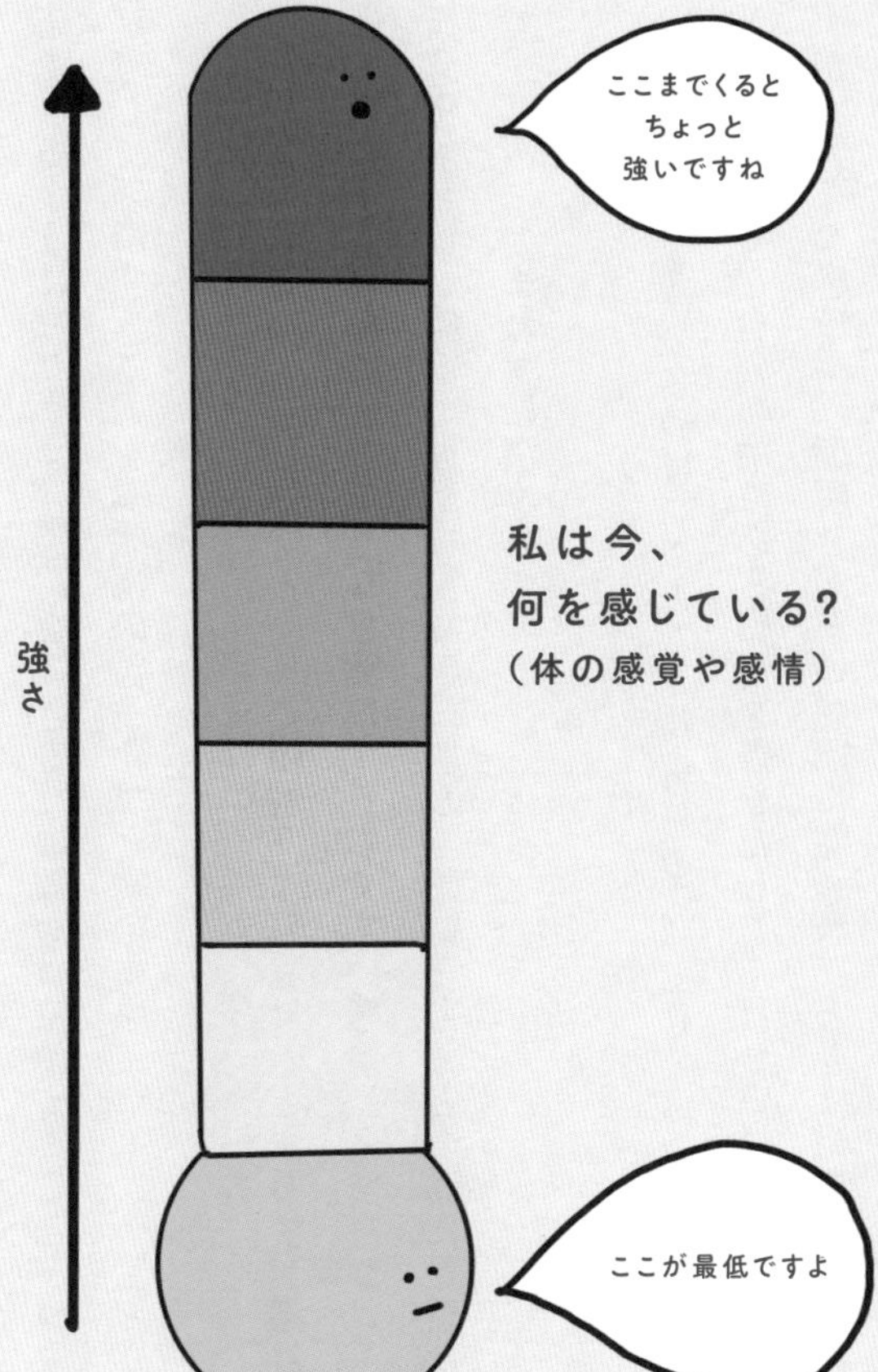

EXERCISE

2 感情に名前をつける

感情に対する感度と理解度が高まるほど、感情を上手にコントロールし、効果的に反応できるようになります。感情をできるだけ細かい粒にすること、つまり精密に定義して理解することを**「感情の粒子化」**と言います。

「良い・悪い」「楽しい・悲しい」といった粗削りな表現にとどまらず、**感じ方をもっと的確に表し理解できるような言葉**にするのです。感情に名前をつけ、感じ方を概念化すれば、感情の理解に役立ちますし、感情と自分との間に距離が生じるので、感情にのまれずに済みます。

というわけで、「感情の名づけ」ゲームをしましょう。１０２ページのイラストをとっかかりにして、自分の中にある感情を書きだしてください。タイミングは自由ですが、大きな感情や、理解しがたい感情に襲われたときにやると特に有効かもしれません。

感情をどんな言葉で表現するかはあなたしだいです。自分の知っている言葉でも、どこかで聞いたことがある言葉でも、自分の感情を最も的確に表すオリジナルの言葉でもかまいません。ただし、感情は単体でやってくるものではありません。**いろいろな感情が同時に襲ってくることだってある**ことを忘れずに。次の質問に従って考えてみましょう。

Q 私はどう感じている？

Q この感情は今どんな欲求を伝えようとしている？

Q この欲求を満たすためにできることは？

Q この感情に効果的に反応するにはどうしたらよい？

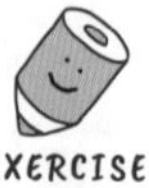

EXERCISE

3 嫌な感情を受け入れるための4つのステップ

不快感やストレスは楽しいものではありません——場合によっては恐怖を覚えたり、脅威に感じたり——だから私たちはその感情を取り除いたり、黙らせたり、避けたりしようとします。

でも、それだと逆効果になりかねません。たいていの場合、悪夢や体の感覚、ひどければ病気などの形になって、わが身に返ってくるのですから。望もうと望むまいと、結局感情は発生するのです。

それに、皮肉というか何というか、**感情を押さえつけようとすると生理的なストレス反応がむしろ強まる**という研究結果が出ています。

感情は、「コントロール不能の恐ろしい存在」ととらえるのではなく、きちんと認識し、名づけ、理解したほうが、うまく処理しやすいのです。

これはつまり「気分を改善するにはまず不快な思いをしないといけない」と言っているわけですから、直感的に理解しにくいかもしれませんが、研究結果を見ればそういうことになります。**嫌な感情を封印するのではなく、認識し、受容し、理解する。**そのほうが嫌な感情をはるかにうまく調整できるのです。

1つだけ注意点があります。長い間やっかいな感情を封印してきた人は、封印を解いてその感情と向き合うと、心が激しく乱れたり、激情に襲われたりするかもしれません。
心当たりがある人は、安全な場所で人に話を聞いてもらうことをおすすめします。セラピストやカウンセラーなどと相談しながら、無理のないペースでその感じ方を処理していくとよいでしょう。
それでは、やっかいな感情と格闘するのをやめ、受容するのに役立つ4つのステップを以下に示します。

ステップ1　体内の感覚に気づく
その感情は体内のどこから生まれている？　どんな感じがする？

ステップ2　呼吸をしながらその感覚をあるがままに味わい、観察する
ゆっくり呼吸をすると、心身をリラックスさせる体の反応が活性化する
（223〜224ページのEXERCISE 1「まずは『呼吸』をする」を参照）。

ステップ3　体の感覚の存在を受け入れる

良い・悪いなどの評価をしないこと。感覚が変わるなら変わるにまかせ、変わらなくてもそれでよしとする。どう感じるかを無視したり、追いだしたりせず、観察し、受け入れる。

ステップ4　合言葉を思い出す

今までの癖でつい感じ方を評価したり、悩んだりしそうになったら、そう感じたって別にいいじゃないかと思える、次の合言葉を思い出す。

「これは単なる一時的な体の感覚で、
体と脳が私の欲求を精一杯満たそうとしている証拠だ」

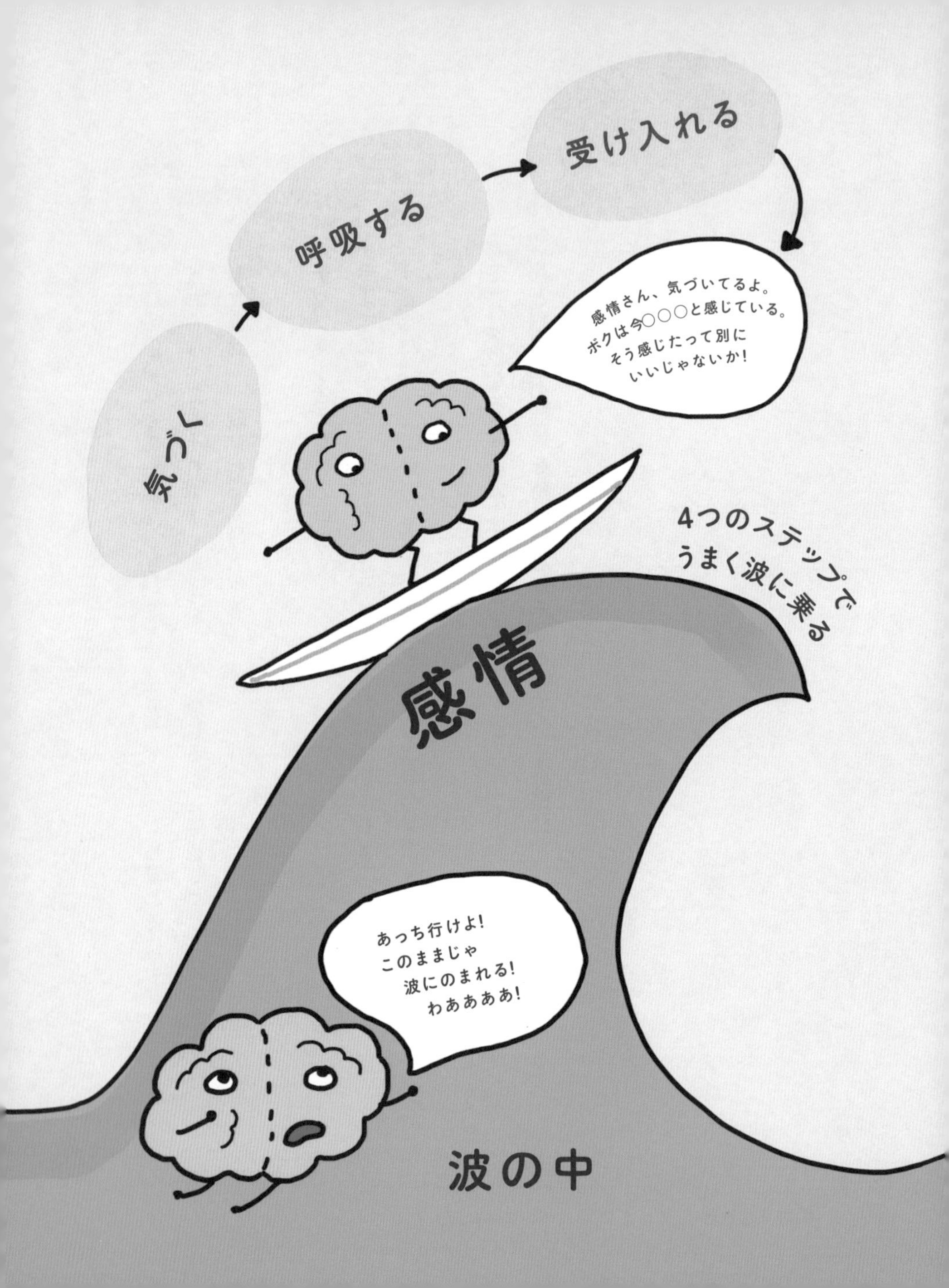

気づく
呼吸する
受け入れる
感情さん、気づいてるよ。ボクは今○○○と感じている。そう感じたって別にいいじゃないか!
4つのステップでうまく波に乗る
感情
あっち行けよ! このままじゃ波にのまれる! わあああああ!
波の中

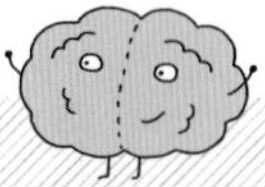

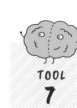

TOOL 7 感情が思考や行動に影響するサイクルを知る

感情が湧けば何かしらの反応が発生します。反応しないという選択さえも、反応の1つ。反応の仕方は重要です。反応の仕方しだいで、その感情を抱くことが有意義になることもあれば、逆に心に有害なサイクルが発生することもあるからです。

ここからは、**「感情のサイクル」**の考え方を使いながら、感情によってどんな反応が起きるのか、逆に反応の仕方で感情がどう変わるのかを見ていきましょう。

感じ方は1日、1週間、1年の間で刻々と変動します。私たちは良い感じ、悪い感じ、その中間のあらゆる段階の感じ方の間を、日々揺れ動いています。

体の感じ方は、自覚なしにいともあっさり調整し、改善できていることがけっこうあります。ごく単純な例でいえば、空腹を感じたら食べる、力が湧かないときはカフェインでしのぐ、といったことです。

心理的な感じ方、つまり感情も自然と調整しています。退屈を感じれば休憩するか、もっと面白いことをするでしょう。一日中働きどおしでくたくたの夜には、ソファにもたれ、とびきり豪華なCDやブルーレイのボックスセットを再生し、リラックスするかもしれません。

いずれの例も、そのときの感じ方を認識し、変更すべき点を見きわめ、感じ方の調整もしくは変更ができるような行動を取っているわけです。

感情への「反応」が、悪い結果を招いていないか？

感情に気づいたときの反応は3つあります。**能動的な反応、受動的な反応、無視しようとする反応**です。反応しだいでその後の成り行きが良くも悪くもなるので、自分の反応を理解しておくことが大切です。

また、無意識に自動的に反応し、**いつもの行動パターンに陥っていないか**にも注意しましょう。感情の調整が必要だと気づけなかったり、最適な調整法がわからなかったりすることは、珍しくありませんから。

116ページの感情のサイクルを使って、感情が思考や体の感覚、行動に与える影響を理解しましょう。また反対に、自分は感情にどう反応しているかを**思考、体の感覚、行動の3つの側面**から見直し、その反応が良い結果を招くものか、考えてみるとよいでしょう。

この答えを出すのはなかなか難しいかもしれません。特大パックのポテトチップスを一度に食べたときのように（はい、私のことです）、短期的にはすごく良い気分になっても、もっと長い目で見れば嫌な気分になるものがあるからです。

感情のサイクルのフレームワークを活用することで、感情はもちろん、自分の反応の仕方を解明し、別の有意義な反応の仕方を見つけたり、考えたりできるでしょう。

感情のサイクル

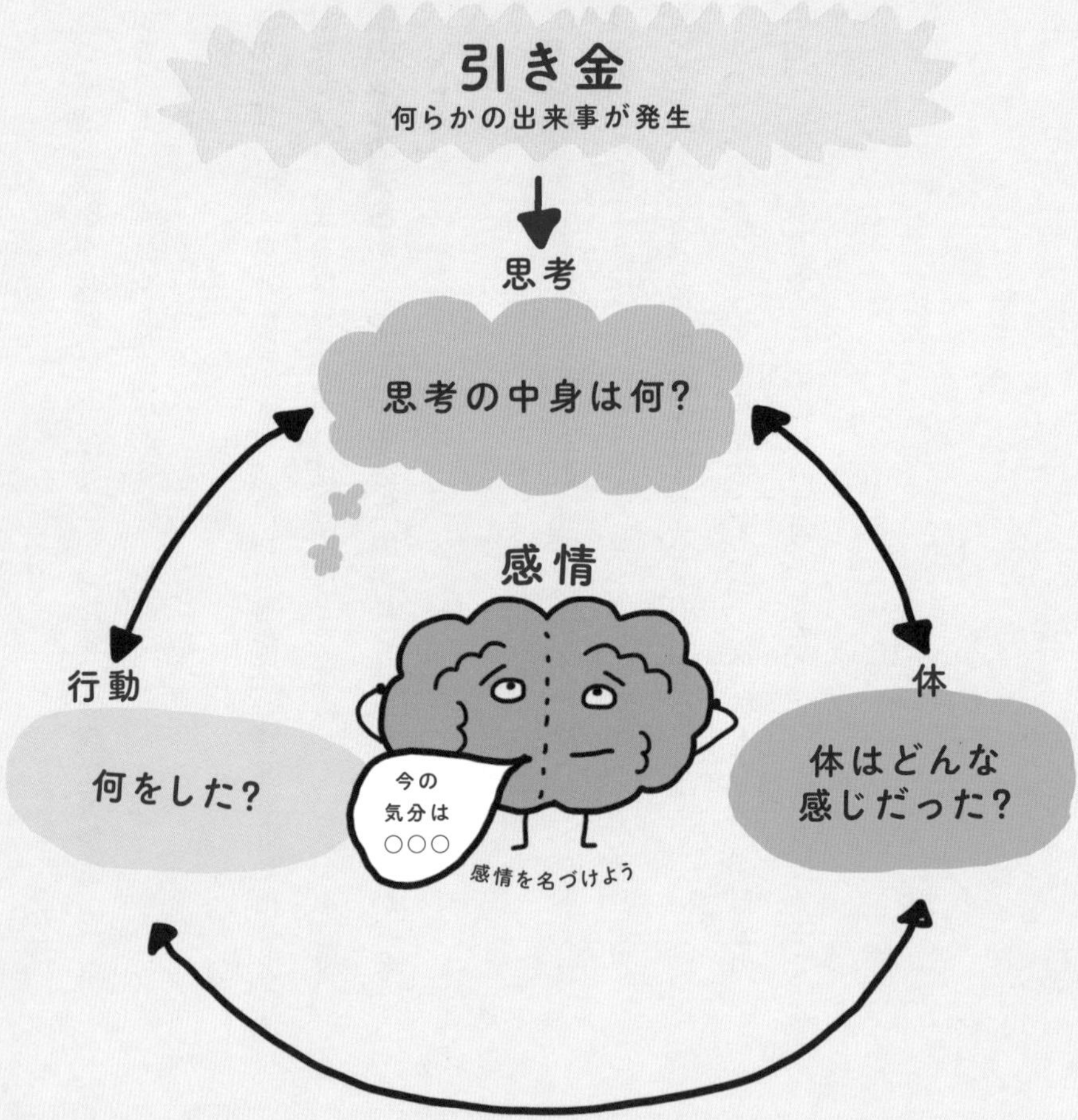
引き金
何らかの出来事が発生
思考
思考の中身は何?
感情
今の
気分は
○○○
感情を名づけよう
行動
何をした?
体
体はどんな
感じだった?

EXERCISE

1　感情のサイクルを活用する

大雑把に言えば、感情に対する反応には、感情の好循環を生むものと、悪循環を生むものがあります。自分のサイクルを理解すれば、悪循環に陥っているときはそのことに気づき、ほかの反応の仕方を考えようとするはずです。

右のイラストを参照しながら、次のステップに従ってあなたの感情のサイクルと反応を明確にしましょう。121ページにある書き込み用のものを使ってください（何度か使用するので、直接書き込みたい方は事前にコピーをとっておくとよいでしょう）。

あなたの感情のサイクルと反応の行きつく先は、感情のはけ口のない袋小路でしょうか？　それとも、感情にうまく反応できる道なのでしょうか？

ステップ1　感情（とその引き金）を特定する

はじめに、「私は今何を感じている？」と問いかけ、その答えを書き込んでいきます。使う言葉は自由です。最悪。悲しい。むしゃくしゃする。プレッシャーを感じる（今晩見る映画を選んだのは自分だから）。心配（みんなが気に入らなかったらどうしよう）などというように。あなたの感じ方はあなた個人のものですから、好きな言葉で表現してよいのです。

感情のカッコの中に、その言葉を記入してください。忘れないでほしいのは、**感じ方に正解も不正解もない**ということ。あなたはそう感じている。それ以上でもそれ以下でもありません。感情は欠かせないものだとわかっている以上、感情を取り除く意図はないのです。純粋に、感情への反応の仕方を理解するために、感情を特定しましょう。

その感情が何によって作動するか特定できたら、しめしめと思って、引き金の部分に書きだしてください。逆に特定できなくても、心配はいりません。感情の引き金はいつもすんなり見つかるとは限らないのです。この点については、のちほど検討します（143〜153ページの「感情の引き金に着目する」を参照)。

ステップ2　思考——感情の背景にある思考を特定する

感情の引き金は見つかりましたか？「Instagramを見ていたら、みんな自分よりうまくやっている気がしてきて……」ですって？

よく見つけましたね。あなたの感情の引き金はInstagramで、その感情の裏には「みんな自分よりうまくやっている」という思考があったんですね。そこからはさらに「なんで自分は何ひとつうまくやれないんだろう？」といった思考も派生していたかもしれません。気の済むまでいくつでも思考を書きだしてみましょう。

ステップ3　体——感情は体にどう影響している？

感情が特定できたので、次は体内の感覚に目を向けましょう。現在の体の感覚を書きだしてください。顔がほてっていますか？　心臓がどきどきしていますか？

ステップ4　行動——何をしたか振り返る

感情に対する反応を書き留めましょう。Instagramを見続けましたか？　つまり感情の影響を受け続けましたか？　それとも気分転換を試みましたか？

ステップ5　その反応は気分の改善に役立った？

最後に、ステップ4の感情に対する反応（行動）によって気分が改善したか、逆に悪循環に陥って気分が悪化したか、考えてみましょう。感情に適切に反応すれば、生活への影響をやわらげることができます。抱いた感情は調整できますし、悪循環を断ち切るような感情をつくりだすことだってできるのです。

感情のサイクルを明確にしよう

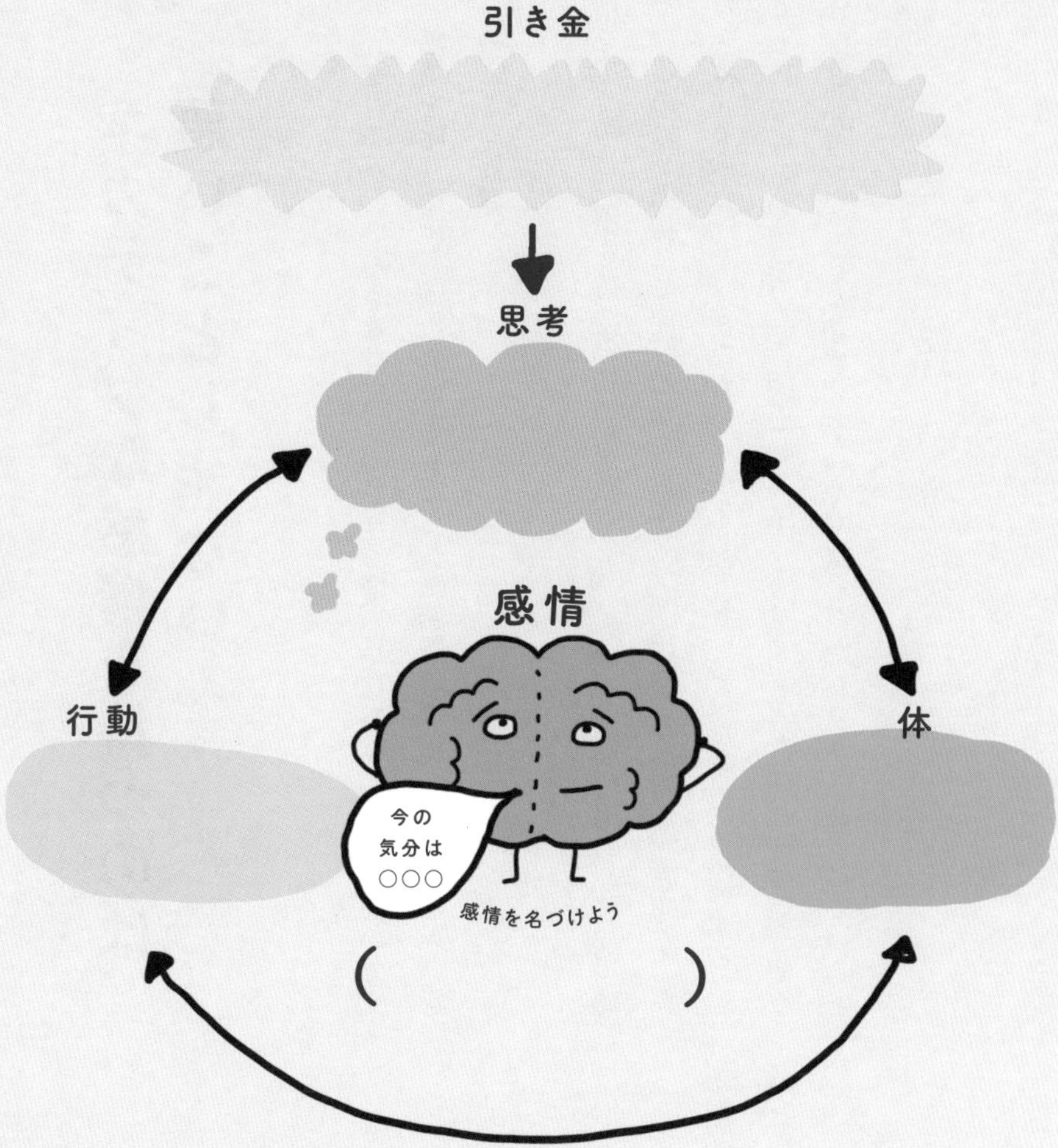

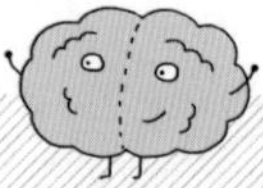

TOOL 8 ネガティブな感情を持つのは、悪いことじゃない

何かと酷評されるかわいそうな存在、それが感情。私たちは「なんで湧いてくるんだ」と感情を叱りつけ、嫌な思いをもたらした感情のことも、そんな思いを抱いた自分のことも侮辱します。

でも感情を抱くのは、脳を持つ生物の宿命であり、人間の宿命でもあります。感情を叱りつけるのは、植物に「伸びるな」と叱り、動物に「食べるな」と叱り、鳥に「飛ぶな」と叱るのと同じ。私たちは「進化して身につけた能力を発揮するな」と脳を叱りつけているのです。「人間として生きるうえで欠かせない機能を使うな」と自分自身を叱っているのです。それってなんだかちょっとバカげていると思いませんか？

感情に絡む問題の一端は、**感情そのものではなく、感情への反応の仕方**にあります。元からひどい気分なのに、そんな気分になった自分を責めて、苦痛を上乗せしてしまうのです。不快な感情がさらに不快な感情を呼び、それがまた不快な感情を呼ぶ、果てしない悪循環に陥ります。「この程度ではつらいとは言えない」とでもいうように、つらいと感じた自分を責めてはまたつらくなることをくり返してしまいます。

感情に対する偏見が影響している

感情が悪者扱いされる原因を理解するのに、歴史をはるか昔までさかのぼる必要はありません。なぜなら、つい最近まで心の病気については不明な部分も多かったし、心の病気の治療は気軽には手を出せない、法外とすら言えるほど高額なものでした。

そうした過去の悪い印象はすぐには消えません。印象の名残りが、私たちが感情や心の健康に抱く印象に、個人・社会両方のレベルで影響しているのです。

社会には感情や心の健康に対する偏見がいまだに多く残っています。そういった文化的な影響と個人的な思い込みが私たちの中で結びつくことで、感情や心に対する私たちの姿勢、つまり感情への反応の仕方も、影響を受けているのです。

くよくよする自分を責めてさらに落ち込んでしまう悪循環

私たちは感情を持った自分を叱ります――「悲しいってことは、こんなことで悲しむ情けないヤツってことだ」「不安ってことは、普通じゃないってことだぞ」。

私たちは感情を弱めようとします――「つらくなんかない。つらいふりをしているだけ」。

たいていの場合は苦しい状況だから苦しんでいるだけなのに、感情を持つ自分は「苦しい状況にうまく対処できない」、「愚か」で「役立たず」な人間だと考えてしまうのです。

脳はそうした批判を巧みに偽装し、有用で前向きなものに見せかけることさえあります。「ここが正念場だ」「いつまでもくよくよするな」「気持ちを整理しろ」といった具合にです。しかし前向きな言葉は建前で、私たちは心の奥底で自分の感情や、感情を持った自分自身をけなし続けます。

実際、そういう話はよく聞くものです。私のカウンセリングでも、その点に注目した治療を行うことがあります。それくらい、私たちは感情を恐ろしいもの、もしくは自分の本質的な欠陥、ダメな部分だと解釈しがちです。その結果、感情の負の連鎖が起こり、感情が悪化してしまうのです。

感情の負の連鎖

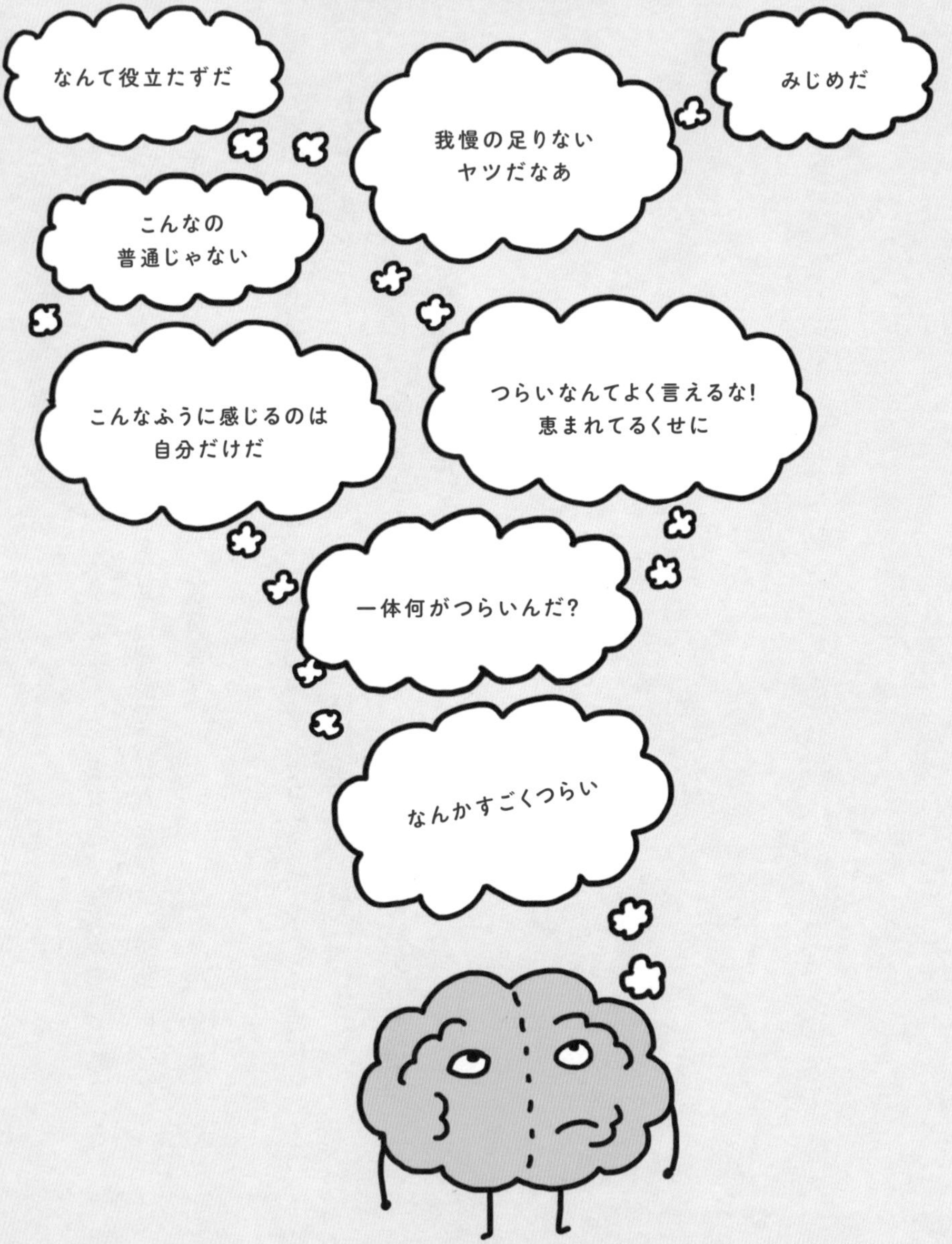
なんて役立たずだ
我慢の足りない
ヤツだなあ
みじめだ
こんなの
普通じゃない
こんなふうに感じるのは
自分だけだ
つらいなんてよく言えるな!
恵まれてるくせに
一体何がつらいんだ?
なんかすごくつらい

EXERCISE 1 感情にどんな意味づけをしている？

今度嫌な気分になったら、それが何という感情であれ、いったん立ち止まり、その感情を見つめましょう。感情のサイクル（121ページ参照）を使い、その感情を理解し、定義してみてください。

それができたら、次の段階です。自分が**その感情にどんな意味づけをしているか**考えてみましょう。そんな感情を持った自分を責めていませんか？「こんなふうに感じてはいけない」とか「普通じゃない」と思っていませんか？

その解釈によって、感情がどう変化しているか考えてみてください。当初の感情が悪化し、余計に嫌な気分になっていませんか？ だとしたら、そこが悪循環のスタート地点。ある感情がさらなる感情を呼び、それがまたさらなる感情を呼ぶ……無限ループの始まりです。

この手の思考パターンは一瞬で行われるか、長年の感情サイクルの一部と化しているため、取り除くのは難しいかもしれません。しかしその思考パターンを見つけ、脳内の隠れ家から引きずりだしてみる価値はあります。存在を確認できれば、対処のしようがあるからです。思考パターンがわかれば、その**思考パターンの威力をやわらげ、感情にもっとうまく反応できる**ようになるのです。

EXERCISE 2 自分が関わりたい思考パターンを選ぶ

ＥＸＥＲＣＩＳＥ１では、感情に対する批判的な解釈、つまり思考を特定し、思考を隠れ家から引きずりだしました。１３０ページのイラストの上側の吹き出しにその思考を記入しましょう。

さて、自分の思考にスポットライトを当て、距離を取って眺めることで、その思考の威力を取り除ける段階に入りました。そこにいるからという理由だけで、その思考と積極的に関わる必要も、その思考を信じる必要も、ダンスの相手に選ぶ必要もありません。

ただ、真の姿を認めてあげるだけでいいのです。それは**思考であって、真実ではない**、とわかるはず。何なら、思考と2人してくすっと笑い、違う視点から考えてみよう、という話になるかもしれません。そのほうが、完全に無視するよりも、思考を納得させられるでしょう。考えないようにしようとするほど考えてしまうのは、目に見えていますからね。

思考が威力を失いしぼみ始めると、スポットライトの下に空きができます。客観的に状況を踏まえ、その空きを埋めるとよいでしょう。自分が関わりたいと思う思考、ダンスのパートナーにふさわしいと思う思考、感情にうまく反応できると思う思考を選ぶのです。それを下側の吹き出しに記入してください。最後に、感情を抱いたときに言い聞かせたい言葉を、3つ紹介しておきます。

- **そう感じたって別にいいじゃない。**
- **感情を持つのは人間として当たり前のこと。**
- **感情を持つのは弱さの表れじゃない。**

感情にうまく対応できる「思考」をダンスの相手に選ぼう

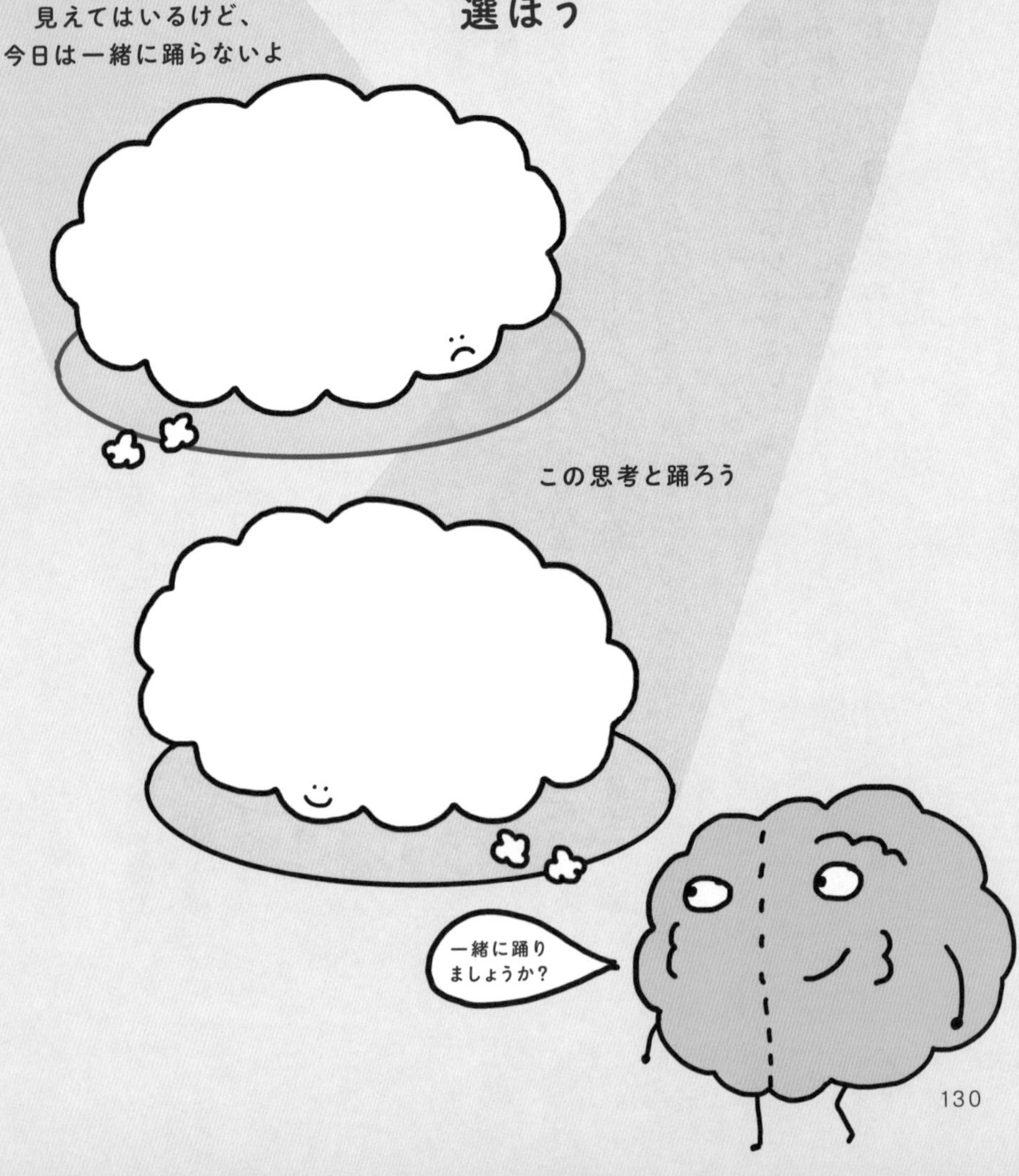
見えてはいるけど、
今日は一緒に踊らないよ
この思考と踊ろう
一緒に踊り
ましょうか？

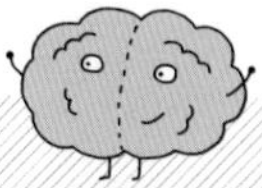

TOOL 9 不安が生まれるサイクルを分析する

不安は人生に大きな影響を与える感情です。**不安はストレスと密接に関連**していて、ストレスは人生につきもので、生き残りに重要な体のシステム――**交感神経**と関係があるのですから。

それにしてもなぜ「こうかん」神経なんて名前がついているのか、私はいつも疑問に感じていました。だって私にとってはあまり「好感」を持てないもののような気がしたからです。手の発汗、胃のむかつき、筋肉のこわばり、息切れなど、体内に不快な感覚を生み出すシステムの、どこに好感を持てるというのでしょう。

そうした不快症状は、「闘争・逃走・凍結反応」によるもの。ストレスや不安などで感情が高ぶると、人間の体は「闘争・逃走・凍結反応」を示し、臨戦態勢に

浮かんでくるたくさんの不安

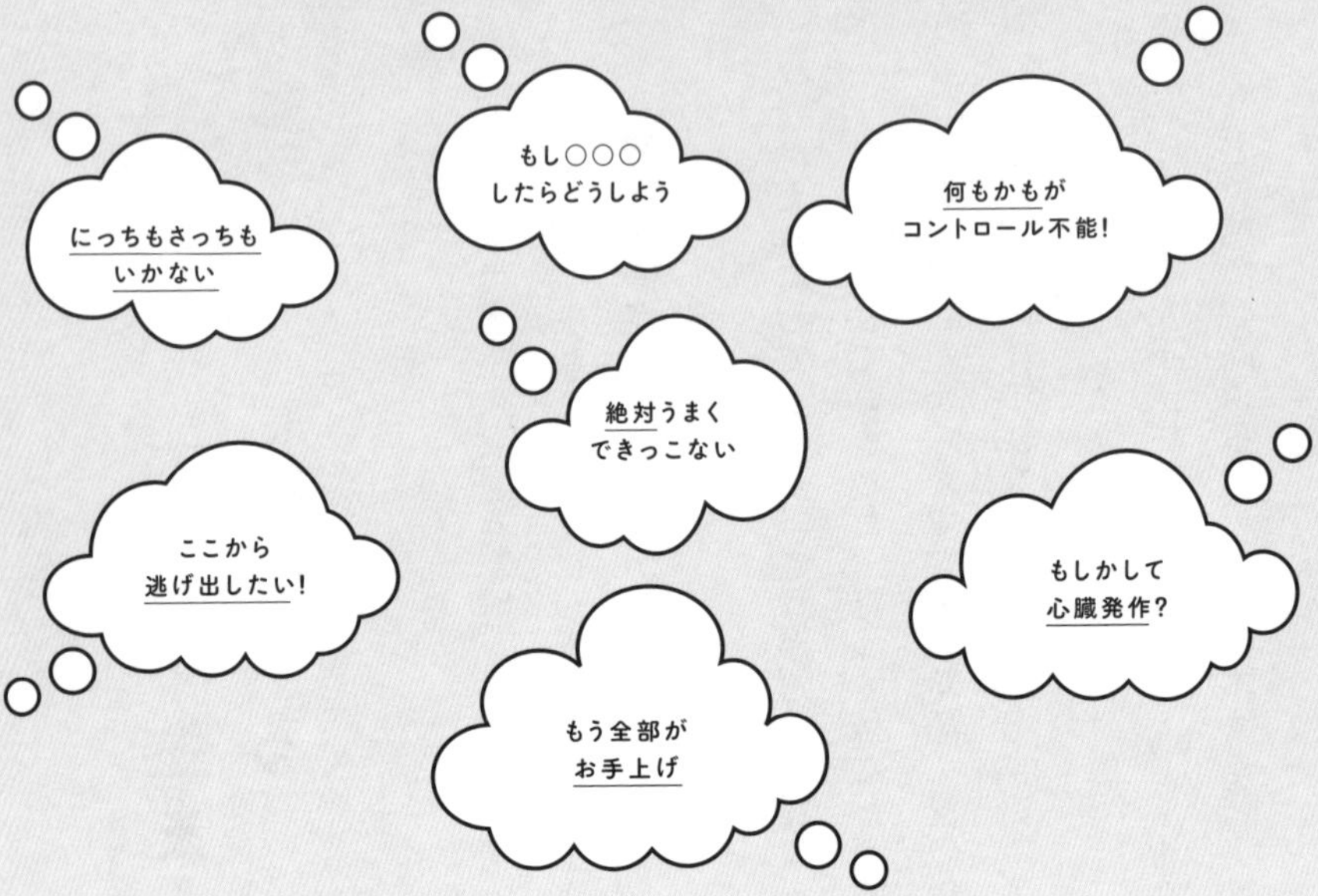

にっちもさっちも
いかない
もし○○○
したらどうしよう
何もかもが
コントロール不能！
絶対うまく
できっこない
ここから
逃げ出したい！
もしかして
心臓発作？
もう全部が
お手上げ

入るようにできているのです。

でも交感神経について知るうちに、自分の考え違いに気づきました。交感神経は私が考えているよりもずっと好感の持てる親切な機能だったのです。

交感神経は私たちの体が機能するために必要な、無意識のプロセスをコントロールする自律神経の一種です。現実に起こっていることか、空想上のものかにかかわらず、危険やストレス要因があるとそれに反応します。アドレナリンとコルチゾールを分泌させることで、エネルギーを高める指示を出し、**危険に適**

切に対処できる体制を整えます。

交感神経は本来、私たちを助けてくれるもの

不安は、不快症状を引き起こす代表的な感情だと一般的に考えられています（恐怖、怒り、ショックも同様です）。しかし、すべての感情に言えることですが、不安と分類される感情それ自体は、何も悪いものではありません。不安を感じるからこそ、交感神経によってエネルギーと警戒心が高まり、その場を乗り切れる場合だってあるでしょう。

たとえば、ずらりと並ぶ心理学者を前に恐怖のスピーチをするには、最大限のエネルギーと警戒心が必要なわけで（もちろん実体験です）、人間にはそれを正しく予想するシステムが備わっているのです。こう考えてみると、つまるところ**交感神経は察しの良い親切なシステム**で、交感神経の助けがあるから私たちは生きていけるのです。

体の防御システムの暴走が過度な不快を引き起こす

しかし、**交感神経はときに暴走**します。私たちが過去の体験に引きずられて過剰に不安がったり、あまりの石つぶての多さにいっぱいいっぱいになったりしているせいかもしれませんが、そうなると親切なシステムがあまり親切ではなくなります。

交感神経はエンジンを全開にし、私たちには始終エネルギーが必要なはずだと予想します。その結果、私たちは「脅威」に対して過度に覚醒した状態になり、いろいろなことが手に負えない恐ろしいもののように感じられ、それを避けるようになります。

「闘争か逃走か」を迫る、必要以上に強烈な体の感覚に襲われ、不快感を覚え、場合によってはひどく苦しむことになります。眠れない、食生活が乱れる、思考がまとまらない、お腹を下す、といった事態に陥ってしまうのです。そのすべてが、さらなるストレスとなります。

体のシステムは善意のつもりでも、長期間の強いストレス、コルチゾールの増加、それに伴うあらゆる心や体の状態は、心身の健康や幸せにとってマイナスです。心の容量もあっという間にオーバーしてしまうかもしれません。ありがたいはずの必死の生体防御システムが、とたんに裏目に出るのです。

このように、不安が悪い方向へ働いている場合は、最善の介入方法を考えなくてはいけません。

不安の構造

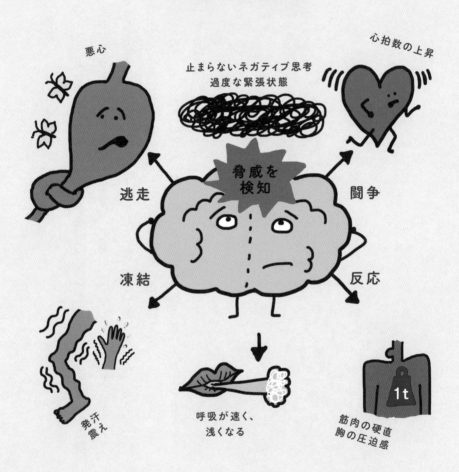

悪心
止まらないネガティブ思考
過度な緊張状態
心拍数の上昇
脅威を
検知
逃走
闘争
凍結
反応
1t
発汗
震え
呼吸が速く、
浅くなる
筋肉の硬直
胸の圧迫感

EXERCISE

1 不安のサイクルを図にする

121ページにある感情のサイクルのテンプレートを再利用し、不安のサイクルを図にしてみましょう。

ステップ1　不安の原因は？

不安の原因は何かを考えて、引き金の欄に記入します。不安と同時に現れる感情があるなら、それも感情のカッコの中に書いてくださいね。引き金について考えるうちに、どんな出来事に不安を感じやすいのか、パターンが見えてくるかもしれません。

多くの人に共通して見られる引き金も存在します。たとえば、人前で話すことに不安を覚える人はとても多いです。あるいは現実に何も起こっていなくても、思考そのものが引き金になる場合もあるかもしれません。頭の中で想像した出来事は、心や体にとっては現実の出来事と何ら変わらないため、現実の出来事と同様の影響力があります。

引き金ははっきり自覚できない場合もあります。状況が手に負えないと感じているときは、その状況そのものを不安に感じているということなので、それに対して体のシステムが反応するのです。

また、過去の嫌な出来事を連想させるパターンを脳が検知することで、不安が生じる場合もあります。引き金は時間とともに変化しうるものですが、不安の引き金を理解できれば、不安を管理しやすくなります。

ステップ2　不安なときの反応は？

不安なときどう反応しているかを考え、サイクルの残りの欄を埋めてください。不安なときに見られる一般的な反応を次に紹介します。ただ、反応の出方は人それぞれですし、状況によっても変わります。

体　全身に供給する酸素を増やそうとする結果、心拍が上昇します。手足の血流が増え、すぐに動ける態勢が整います。肺の働きが活発になり、呼吸が速くなります。血流が手足に奪われるため、吐き気が生じます。

思考

いろいろな悪い予測が浮かぶでしょう。たとえば「何かとんでもないことが起きるんじゃないか」「やってもどうせうまくいかない」「悲惨なことになるだろう」「展開にうまく対応できそうもない」「失敗する」「バカなことをやらかす」などなど。また、過去の失敗（だと考えている事象）についてくよくよ考えてしまったり、そもそも不安になった自分を批判したりするかもしれません。

行動

不安なときどうしますか？　不安が去るまで殻に閉じこもる？　母親に電話する？　攻撃的になったり、怒りっぽくなったり、イライラする人もいるはず。問題解決を試みる、ゆっくりと呼吸するなどして、不安と正面から向き合うのも1つの行動。ほかのことをして不安を紛らわすのもまた、1つの行動です。

ステップ3　その反応によって気分は改善する？　悪化する？

不安のロータリーを回り続けるか、ロータリーの抜け道を見つけられるかは、あなたの反応しだい。どういうことをすると不安が続き、気分が悪化するのか考えてみましょう。

どうすれば不安に折り合いをつけ、不安を受け入れられるでしょう？　自分の反応が不安のロータリーを回ることにつながるのか、そこから抜け出すことにつながるのかに注目して考えてみましょう。

気分の改善に役立つ反応をリストアップし、事態を悪化させる反応を特定すれば、次に不安になったときはもっと早くロータリーから抜け出せるはずです。

第4章 嫌な気分の原因を理解する

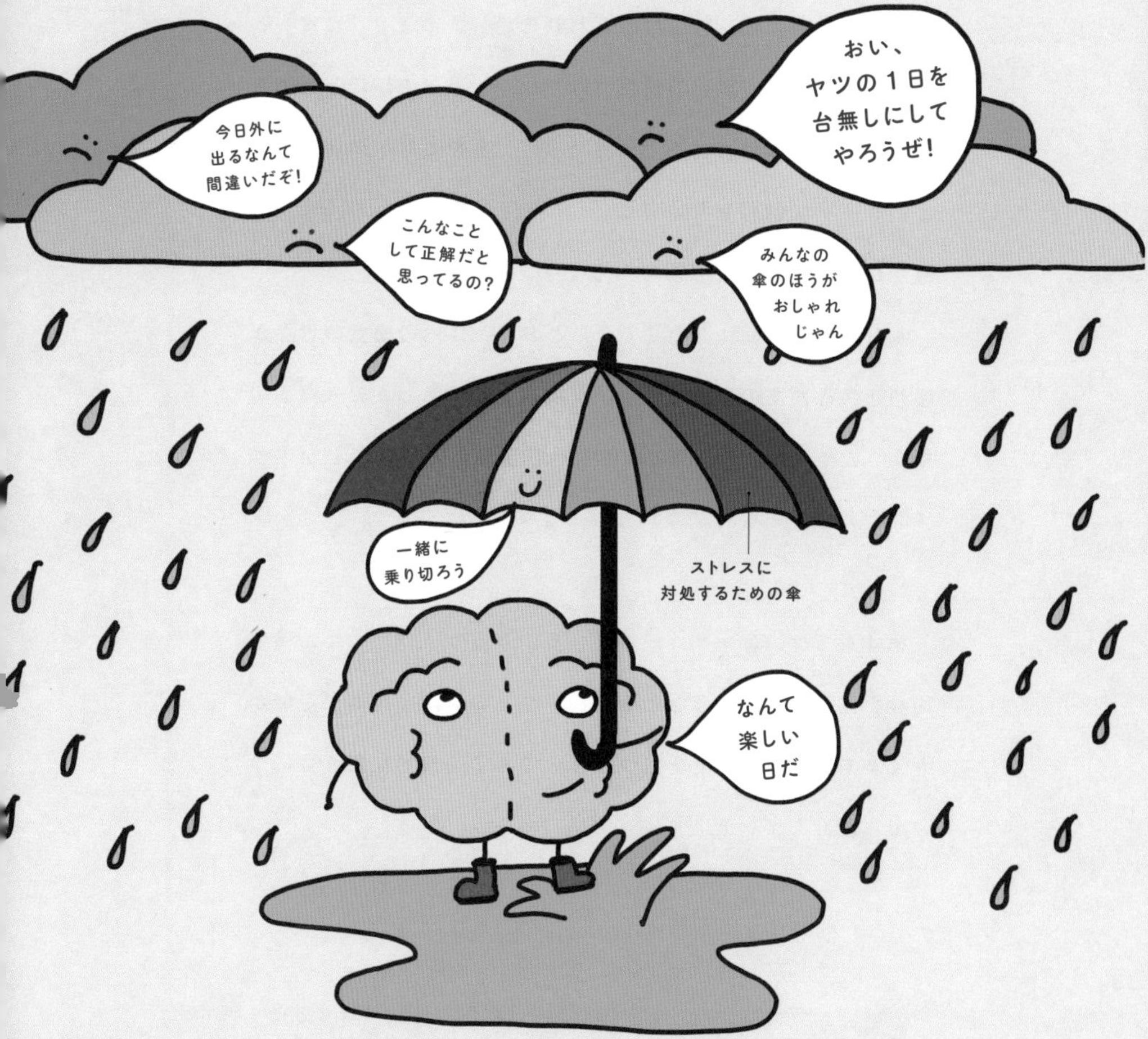
今日外に出るなんて間違いだぞ!
おい、ヤツの1日を台無しにしてやろうぜ!
こんなことして正解だと思ってるの?
みんなの傘のほうがおしゃれじゃん
一緒に乗り切ろう
ストレスに対処するための傘
なんて楽しい日だ

降って湧いたように感じることも多い感情ですが、実際には降って湧くことはめったにありません。

感情は本質的に、あなたのまわりの世界、つまり「環境」と連動しています。現在の環境だけでなく、過去の環境とも関係があります。脳は世界をとらえる際、「過去に何が起きたか」という唯一の情報をたよりに、「現在何が起きていて、今から何が起きそうか」を考えるからです。

したがって、これまで見てきたとおり、体内の感覚の世界が感情を生みだすのはもちろん、環境も感情のきっかけとなるのです。たとえば、「環境に改善すべき部分があるよ」というサインが、感情となって表れたりします。

第4章では、コントロールできるかどうかは別として、環境的な引き金を理解するとともに、いつどのような対処が可能か考えます。また、対策を打つことのできる一般的な引き金についても紹介していきます。

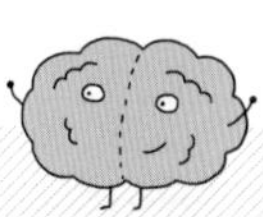

TOOL 10 感情の引き金に着目する

生きていれば、必然的に感情が生まれる出来事、感情の引き金となる出来事がたくさん起こります。健康問題、引っ越し、愛する人を失うといった重大なライフイベントは大きなストレスになりえるし、その結果、激しく、ときにやっかいな感情が発生するのは、ある意味やむをえません。

その感情は、自分をケアするべきだというサインです。また、仕事のプレッシャー、いじめ、極度の多忙などのライフイベントもやはりストレスになりますが、このとき発生する感情は、環境を改善する必要があることを示しています。

つまり、**引き金を特定すれば、その引き金によって生じた感情にどう反応するのが最善なのか、判断がしやすくなります。**たとえば、「過酷なライフイベントがあればこう感じるのは当然だ」と受け入れるのか。「対策を打つべき」つまり「ストレスの元を断つべき」と考えるのか。その状況を乗り切れるようにストレス対処スキルを磨くのか。引き金そのものに対処するのか。引き金に対する反応を変えるのか。さまざまな選択肢がありえます。

自分の感情に明確な引き金が存在するか、どんな対策が取れるかを考えるときには、感情のサイクル（121ページ参照）を使うと便利ですよ。

環境の一部が変化することで、ある感情が生まれた場合は、引き金があると考えてよいでしょう。たとえば、犬嫌いの人が朝自宅を出るときにおめかししたプードルを見かけ、不安になったとします（もしくは、犬にピンクのリボンをつけるなんてどうかしてる、といらだったかもしれません）。

この場合、プードル（と「犬とはこうあるべき」という固定観念）が引き金となり、その感情反応が生まれたわけです。あるいは、何か明確なライフイベントがあって、感じ方が元から影響を受けていた可能性もあります。

SNSなどの一般的な引き金もこの章でのちほどくわしく解説していくので、参考にしてみてください。

感情の引き金がわからなくても大丈夫

しかし、そこまで**明確な引き金がない場合**もあります。たとえばささいなことが重なって、感情の容量（69〜81ページ参照）がひっ迫していたのかもしれません。

もしくは、何らかの思考が頭に浮かび、それがある感情を招いたのかもしれません。あなたはそのことに気づいたかもしれませんが、自覚する間もないうちに思考が過ぎ去ってしまうことは珍しくありません。

さらに、嫌な気分は、空腹や欲求不満や疲労が蓄積した結果だったりもします。

引き金を探してもこれといった引き金がまったく見当たらないこともあるものです。複雑な世界に確実なことを求めたがる私たちにとってはもどかしいことかもしれませんが、それはそれでよしとしましょう。**感情にいつも引き金があるとは限りません。**引き金が存在するときに引き金を理解できるのはすばらしいことですが、それよりも、感情に気づくことのほうが大事です。原因を特定できるに越したことはありませんが、できなくても、反応の仕方は変えられます。

嫌な気分の引き金5つ

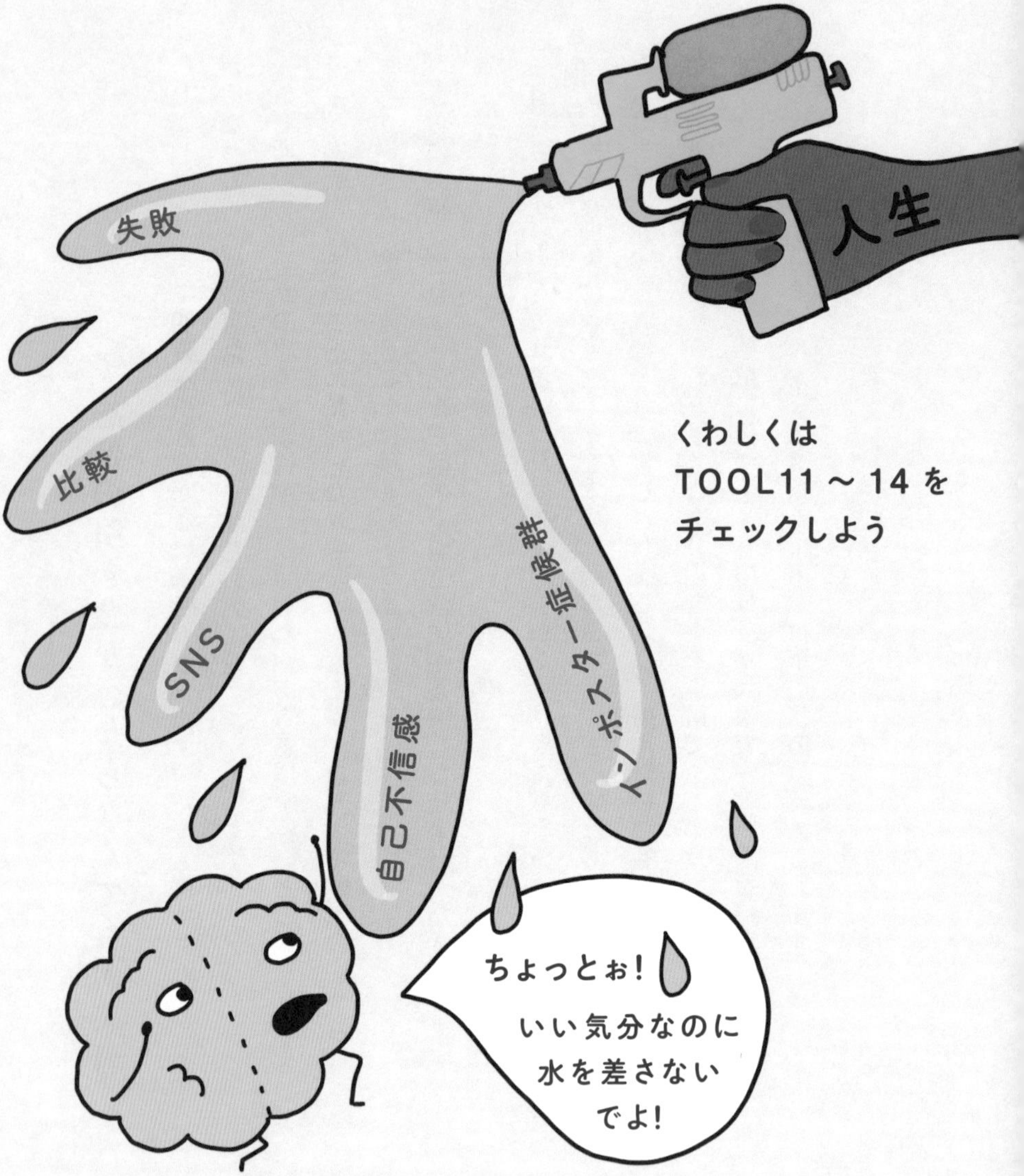
失敗
比較
SNS
自己不信感
インポスター症候群
人生
くわしくは
TOOL11～14を
チェックしよう
ちょっとぉ!
いい気分なのに
水を差さない
でよ!

EXERCISE

1 感情の引き金を特定する

何らかの感情に襲われたら、感情のサイクル（121ページ参照）を用いて、引き金を特定できないか試してみましょう。

1つの出来事が引き金になっている場合もあれば、複数の出来事が重なってストレスを感じたり、落ち込んだりしている場合もあるでしょう。後者の場合は、キャパシティカップ（69～81ページ参照）を使い、いつの間にかたまってしまった中身、つまりストレスの要因になっているものを特定するのがおすすめです。引き金を見つけるのが難しいときは、次のチェックを参考にしてください。

- CHECK □ 食事と水分をきちんととっている？
- CHECK □ 睡眠と休憩を十分にとっている？
- CHECK □ 特別なストレスがかかるようなライフイベントが発生していない？
- CHECK □ 最近人生に何らかの変化がなかったか？
- CHECK □ 過去の体験の記憶が感情の引き金になっていないか？

引き金を特定できなくても気にしないで。それらしい原因が見当たらないのに原因の追究にこだわると、かえって感情にとらわれ、反応の仕方に目を向けられなくなります。だから引き金探しに躍起になるよりも、感情を受け入れ、効果的な反応の仕方にフォーカスするほうが賢明です。

EXERCISE

2 引き金は変えられる？

引き金が理解できれば、引き金そのものを変えるか、引き金への反応の仕方を考えるか（121ページの感情のサイクルを使います）、両方変えるかの判断がつきやすくなります。次の場合分けに従って、判断してみましょう。

1 引き金が明確で、変えられる場合

特定できる明確な引き金があり、かつ変えられる場合は、引き金自体に焦点を合わせるのがよいでしょう。たとえば、嫌な気分の原因がス

マホの見すぎにあるなら、スマホを使う時間を制限しましょう。

しかし中には、そう簡単には解消できない引き金もあります。たとえば、職場でいじめられている場合は、引き金に対処する必要があるとはいえ、解決には時間がかかるかもしれません。現実に存在する「脅威」を解消する対策が必要なのはたしかですが、このような場合は、そのストレスに満ちた引き金だけでなく、反応にも焦点を当てたストレス対処法を練るべきでしょう。

2

引き金が明確でも、変えられない場合

変えようのないライフイベントが発生し、大きな感情が生まれることもあります。愛する人の死、リストラによる解雇などの過酷なライフイベントのことです。こうした展開において大事なのは、**自分をケアし、できるかぎりのストレス対処法を実践**することです。

感情を認識する、状況を乗り越えるためにできることを考える、第6章の破滅化のトピックで扱う「『不確実性』を黙認する」エクササイズ（283～285ページ参照）を活用して、自分でコントロールできることに焦点を合わせるなど、あらゆる方法を試してみてくださいね。

3

引き金と反応のどちらに焦点を合わせるべきかはっきりしない場合

変えようと思えば変えられるけど、**変えるのではなく克服したい引き金**も、ときには見つかるでしょう。たとえば「スピーチに不安感はあるけど、スピーチができるようになりたい」という場合は、**感情のサイクルにおける反応のほうに目を向けて**、スピーチができるように感情をうまく導く必要があります。

しかし、焦点を合わせるべき先が引き金なのか、反応の仕方なのか、判断が難しいときもありますよね。たとえば、騒がしい店に行くと不安になる人は、ネットで注文するか、空いている時間帯に買い物に行ってもよいわけです。そうやって引き金に焦点を合わせるのも1つの手ですね。でも、騒がしい店でも安心して買い物に行けるようになりたいと思ったら、感情のサイクルにおける反応（思考、行動、体の反応）のほうに着目し、引き金と折り合いをつけることになるでしょう。

正解は1つとは限りません。引き金をどうにかしてストレスを減らすのが向いているケースもあれば、反応を変えるべきケースもあるし、両方を組み合わせたほうがよいケースもあります。どうするのが最も効果的かはケースバイケースなので、状況に合わせて判断することが大事です。

注意点として、**引き金に焦点を合わせると逆効果なケース**もあります。たとえば不安になるからといって、外に出て人と会うのをやめたとします。でも実際には、友だちに会うことはあなたにとってメリットがある。この場合、引き金を避けることで引き金に対処するのは、全体としては人生にマイナスです。

引き金と反応のどちらに力を入れるべきか、どちらに焦点を合わせるべきかを判断するのは難しいときもありますし、このような絶対的な正解がない問題に、つねに適切な判断を下せる人なんてどこにもいません。

でも、感情のサイクルから目を離さないこと、**自分の反応が全体として人生にプラスになっているかマイナスになっているか**をきちんと考えることが大切です。

EXERCISE

3 引き金を変える場合の解決法

引き金に変えるべき部分があると判断したら、ぜひ時間を取って最善の解決法を考えてみてください。ただ、変える必要がある引き金のことを考えると、どうしても心がくじけそうになるものです。このエクササイズを通して引き金をしっかり受け止め、前に進む方法を見つけましょう。

左のページのイラストを使い、引き金を変える方法を導きだしましょう。**別の視点を提供してくれる人に相談しながら進める**とよいかもしれません。そのほうが、解決策がたくさん見つかったり、自分では思いつかなかったユニークな解決策が出てきたりするのではないでしょうか。

実際に解決策を試してみて効果があったかどうかをあとで評価し、あまり効果がなかった場合は最初からやり直すことが重要です。やり直すことになっても、けっして自分を責めないでくださいね。**最初はうまくいかなくて当たり前です。**

問題解決の方法を考えよう

1　定義

何が問題か？

2　解決策を特定する

ブレインストーミングで出した解決策の案

3　最善の解決策を選ぶ

4　計画する（＋実行する）

どんなステップでやる？

5　評価する

うまくいった？　うまくいかなかった理由は？

うまくいかなかったら、計画または解決策を練り直す

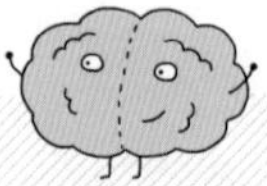

TOOL 11 ＳＮＳとうまく付き合う

スマホが好きか嫌いかは別として、スマホやＳＮＳを利用することで私たちの心はさまざまな影響を受けます。

嫌な気分になったり、もともと悪かった気分がさらに悪化したり。自分の価値観に合った有意義な活動の時間が奪われるかもしれないし、睡眠をはじめとする基本的な体の機能が狂う可能性だってあります。いずれも、私たちの心の容量に影響を与えるかもしれません。

すっかり普及した感があるＳＮＳだからこそ、ＳＮＳもその影響もできるだけ管理できるようになりたいものです。

スマホのおかげで、大量の情報に一瞬で手が届くようになった現代。テイクアウトしたい店の電話番号をすぐに知りたいときに、これ以上便利なものはないでしょう。

でもそのせいで気が散ることがあるのもたしか。かぎりある集中力を消耗してしまうし、現実世界から心が離れてしまいます。**ひっきりなしに届く通知や情報がストレス**となり、心の容量がいっぱいになってしまうこともあります。

スマホはある意味、癇癪《かんしゃく》の真っ最中の2歳児です。何かとビービー泣いては「あっちのSNSを見て」「こっちの通知も見て」と指示します。しかもつねに**「今見て！」**と要求するのです。

SNSの使い方を間違えると、メンタルが悪化する

SNSは見る人を巻き込むつくりになっているので、1時間があっという間に過ぎてしまいます。延々と画面をスクロールすることの何が危険かというと、永遠に終わらない物語に引きずり込まれてしまうこと。**スマホを見続けている自分に気づくきっかけとなるような章の区切りも、ページめくりもない**のです。

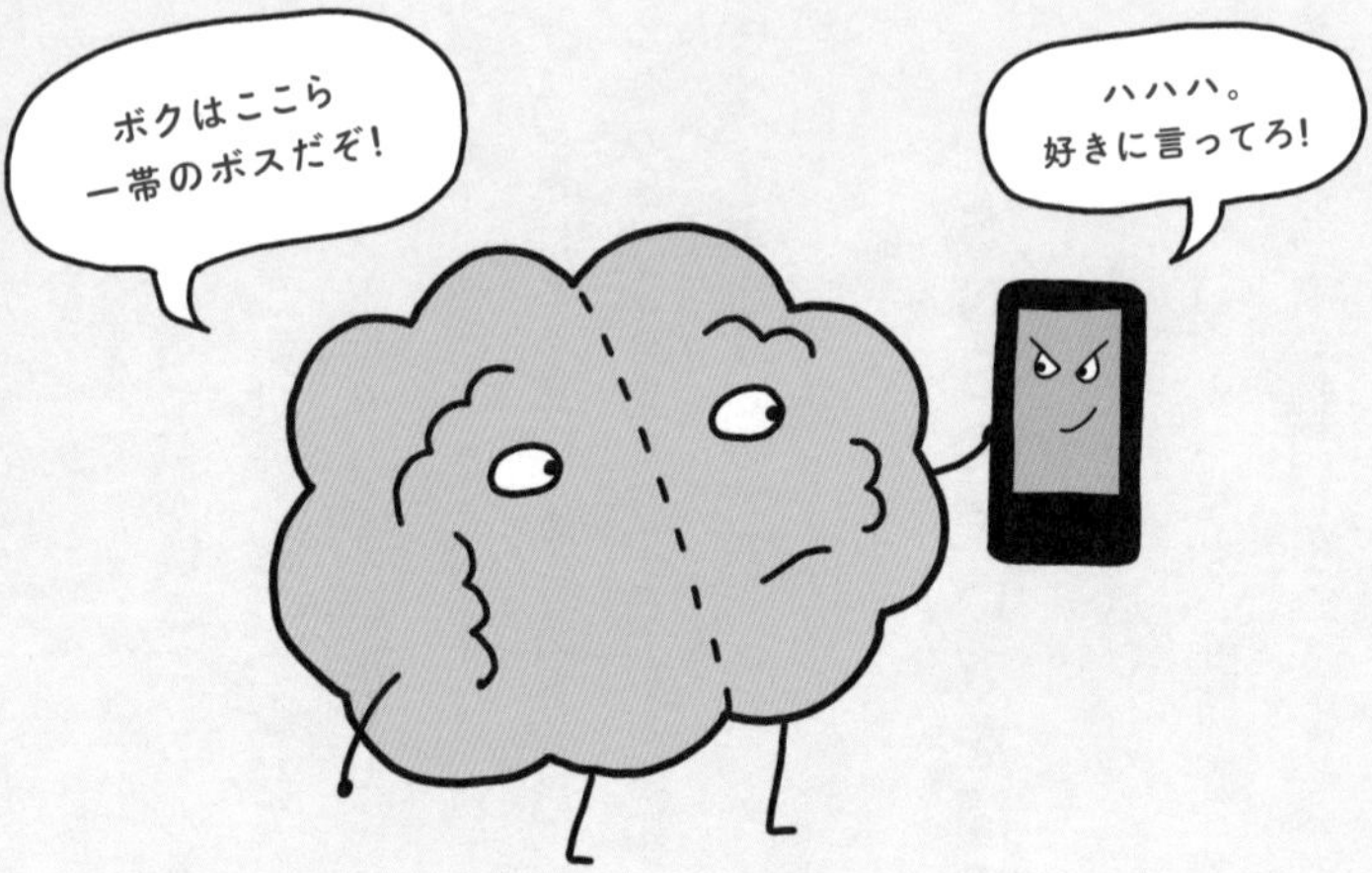
ボクはここら
一帯のボスだぞ!
ハハハ。
好きに言ってろ!

さまざまな研究によれば、**SNSに時間をかけるほど、メンタルが悪化する**と考えられます（鶏が先か卵が先かは不明）。

私たちはSNSを通じて自分の正しさを認めてもらおうとするので、もし認めてもらえなければ心にマイナスの影響を受けるかもしれません。

逆に「いいね」などの反応があれば気分が良くなるので、さらに反応を求めるようになり、中毒に陥りかねません。

ほかにもまだ落とし穴が潜んでいます。**SNSを見ていると、**

自分と他人を比較してしまいます。完璧に見えるものばかりを寄せ集めた他人の書き込みと、けっして完璧とはいえない（正しくは「普通」の）自分の人生を、つい比べてしまうのです。

SNSでは「普通の体形」と認識される範囲がたいてい狭いので、SNSを見ている特に若い女性（最近では男性も）は自分の体形に不満を覚えることが、研究で明らかになっています。

それに、SNSで自分を公開することは、人からの判断と批評にさらされることと同じ。何気ないコメントに傷つくこともあるでしょうし、「荒らし」の被害にあったり、いじめられたりする可能性だってあります。

もちろん、SNSには良い面もあります。たくさんの人と交流したり、クリエイティブなものを共有したり、同じ体験を持つ仲間とつながったり、何より、学ぶこともできます。流れてきた記事を読むのは良い気晴らしになるし、笑わせてくれることだってあります。ですから、**心をケアすることと、SNSを拒否する**

ことは違います。肝心なのは、SNSを上手に活用し、**これ以上は危険だという線引き**ができるようになることです。

EXERCISE 1 スマホに支配されている？

次のチェックリストを使って、取り組むべきポイントを見きわめましょう。自分に当てはまると思うものすべてにチェックを入れてください。正直にお願いしますね。

1つでも当てはまるものがあれば、スマホまたはSNSとの付き合い方を見直すタイミングかもしれません。スマホやSNSが人生の足を引っ張らないように、人生にプラスになるようにするにはどうしたらよいか、この機会に考えてみてはどうでしょうか。

スマホを見ると嫌な気分になる？　チェックリスト

CHECK □ 画面をスクロールしていると、不安や悲しみや無能感を覚え、その気持ちを引きずりますか？

CHECK □ スマホが片時も手放せませんか？

CHECK □ SNSを見ずにはいられないですか？

CHECK □ 「いいね」をもらうためにSNSに投稿しないといけない気がしますか？

CHECK □ 期待したほど「いいね」がつかないと嫌な気分になりますか？

CHECK □ スマホに時間を取られて、自分の本当にやりたいことができなくなっていますか？

CHECK □ スマホに時間を取られて、自分にとって大事なこと（人間関係、趣味など）に支障が出ていますか？

CHECK □ 睡眠、食、仕事、育児などの実生活に悪影響が出ていますか？

EXERCISE

2 支配権を取り戻す

スマホやＳＮＳの使い方が原因で嫌な気分になっている、本当にやりたいことができなくなっているとわかったら、何としてでも支配権を取り戻しましょう。次の７つの戦略をぜひ試してみてください。

１　制限時間や警告を設定できるアプリを活用し、無理のない範囲でスマホの利用を制限する。**いつどれくらいなら使ってもよいかを前もって決める**のに、この手のアプリは良いきっかけとなる。

２　布団に入ったらスマホは見ない。

３　ＳＮＳのタイムラインに表示されるコンテンツを管理する。つまり、気分を害する人のフォローをはずすか、ミュートする。

4　通知をオフにする。SNSを見るタイミングは、**SNSに決めさせるのではなく、自分で決める。**

5　SNSが映し出しているのは、他人の厳選された生活の一部であることを心に留めておく。

6　個人情報のシェアにはさまざまな落とし穴が潜んでいることに注意し、十分な情報に基づいて投稿する内容を決める。

7　スマホを使いたくないときは、別の部屋に置いておくか電源を切る。

EXERCISE

3 いじり癖を直す——能動的に判断する

スマホを手に取るのが癖になっていてやめられない人もいるでしょう。スマホを使い続けていると、触っていることに気づかないときもあるくらい自動的に使ってしまうようになるのです。

でもスマホの使用前と使用中に、**スマホを使っていることを意識**すると、このままスマホを使い続けるかどうかを能動的に判断できます。やり方はいろいろあります。

スマホを手に取る前に

一拍置いて考えましょう。今スマホを使うのは自分のためになりますか？ **具体的な目的**があり本当に使いたいのでしょうか？ そうでないなら、手に取りたい衝動をこらえましょう。

スマホを使っているときに

スマホをいじっていると、ついのめりこみ、時間を忘れてしまうものです。肝心なのは、注意が途切れるようにし、自分がしていることに気づくことです。スマホを使う前に、スマホのタイマーを設定するなどして、きっかけを用意しておきましょう。そのきっかけが訪れたら、次のように問いかけてください。

・今どんな気分？
・このままスマホを使い続けるのは私のためになる？　ならない？
・まだ使い続けたい？

1つでもネガティブな答えがあれば、別の熱中できることをして気を紛らわせましょう。もしくは、すぐに手が伸びないよう、スマホを物理的に遠ざけましょう。

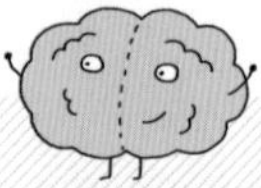

TOOL 12 正しく比較するスキルを身につける

誰もがやってしまうこと、脳の性《さが》、ＳＮＳを使えばこれ以上なく完璧にやれること、それは**他人との比較**です。同僚に比べ自分は成功しているか。自分の育児スキルは、人と比べてどの程度なのか。私たちの日常は比較であふれています。

比較自体は悪いことではありません。比較することで、社会生活をスムーズに進められたり、支えとなる仲間やパートナーを見つけられたり、変えるべきところを明らかにできたりすることもあります。

比較によってどんな気分になるかは、導きだした結論や比較の基準など複数の要因によって決まります。ですから、「同僚ほど成果を出せていない」「みんなほどがんばれていない」と上ばかり見て比較していると、無力感を覚えるでしょう。

「SNS上の幻想」や「理想の自分」と現実を比較してしまう

SNSは比較の温床。他人の厳選された人生のイメージが、次々と目に飛び込んできます。自分とはかけ離れた体形。完璧な家。いかにも楽しそうな家族でのお出かけ。手の届かない贅沢な暮らし。

そんなのは幻想だとどこかでわかっていても、つい上を見て比較し、不安になってしまいます。「どうしてあの人と私はこんなに違うんだろう」とか「どうしてあの人みたいにうまくできないんだろう」と感じてしまいます。

でもこういった比較はたいてい無意味。見どころだけを切り取った映画、理想を演出した絵と、自分を比較しているだけ。**見えているのは物語の一部にすぎない**わけで、たとえば第7章の2ページだけを読んで本の全体を評価したり、自分と比較したりすべきではないのです。

他人と比べるだけではありません。私たちは現実の自分や人生を、**想像上の自分と比較**します。成功や失敗や現在の状況を、ありえた別の人生や、思い描いていた未来と比較するのです。

「あの仕事に就いていれば、もっと良い人生を送っていただろうな」とか「もっとお金があれば楽しいのに」と考えます。シミュレーションでつくり上げた人生には悪い面が含まれていないため、必然的にそっちのほうが良かったということになり、現実の人生や選択が実際以上に悪く見えてしまうのです。

見当違いな思い込みをなくそう

比較には基準が必要です。基準は2種類に分けられます。**上向き比較**（自分より順調そうな人との比較）と**下向き比較**（自分より大変そうな人との比較）です。

意外かもしれませんが、さまざまな研究によると、オリンピックの銅メダリストは、おおむね銀メダリストよりも自分の成績に満足しているのだとか。

その原因は基準にあると思われます。銀メダリストは金メダリストを見て上向き比較をするため、チャンピオンになり損ねたと感じるのに対し、銅メダリストは残りの競技者を見て下向き比較をするため、メダルを取れた自分は幸運だと感じるのです。

比較は、どう意味づけするかによって有意義にも無意味にもなります。私たちは、属性で他人の人生を脚色しがちです。「その属性を持っているということは、自分より立派な人間だ」「お金持ちだから、生きやすいはずだ」「すごい職業に就いているから、幸せなはずだ」「それに引き換え、私は劣っている」といった具合にです。

しかしそのように、不完全もしくは断片的な情報に基づいて比較をしてもたいていは意味がないですし、「幸せなはずだ」という思い込みもたいていは、同じくらい見当違いです。他人が自分より幸せか、満たされているかなんて、知りようがありません。

つまり、問題の根っこは比較そのものではなく、**比較から生じる思い込み**にあるのです。

脳の性質上、比較は自然なことで、望もうと望むまいと、これからも発生するでしょう。

でも**「不公平な比較をしているな」と気づくスキル**は磨くことができます。つい比較をしてしまう心をうまく導いて、自分の判断が妥当かどうかを自問し、より的確な比較の基準を選ぶことはできるのです。そうすれば、実態がくっきりと浮かび上がってくるでしょう。

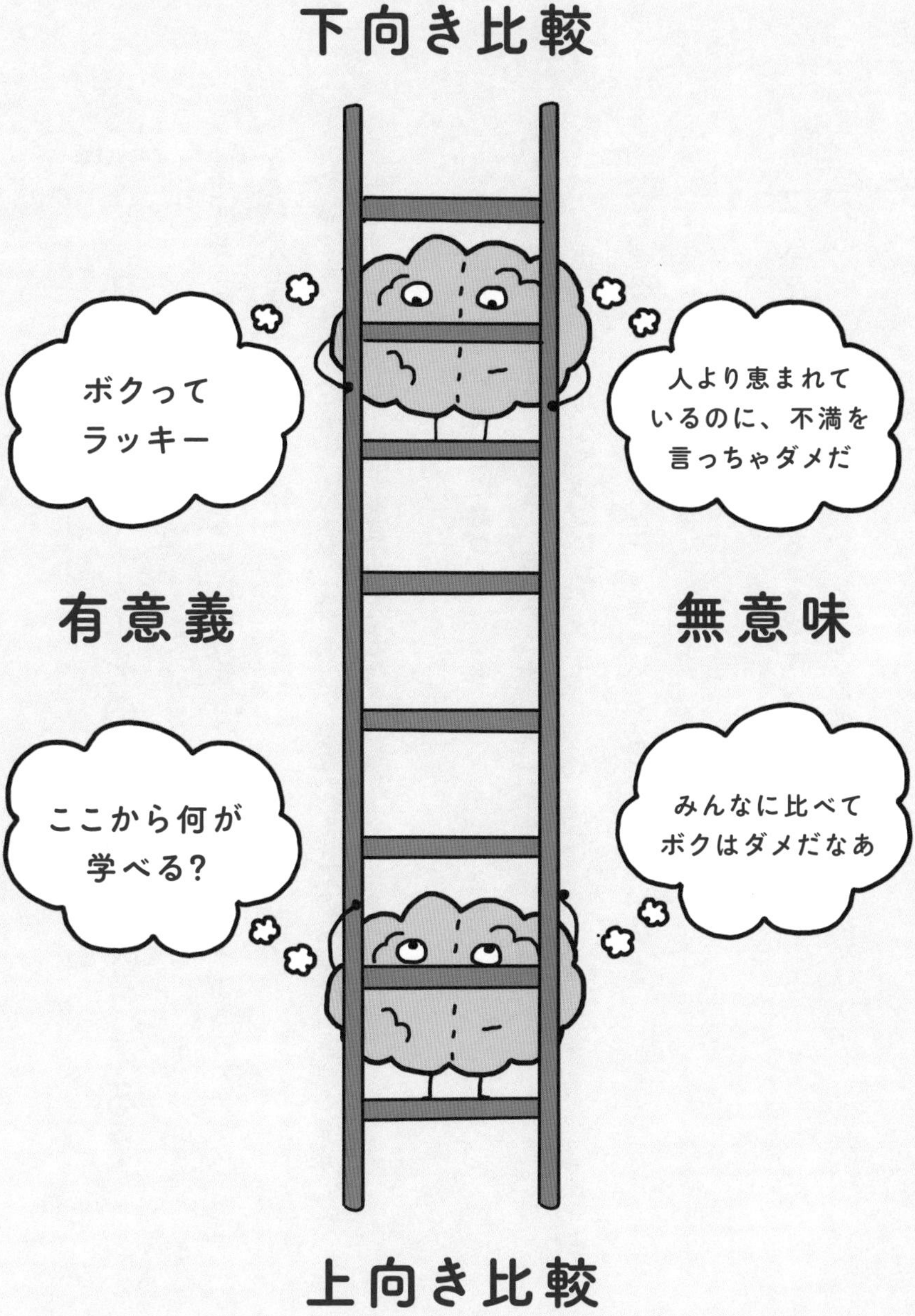
下向き比較
ボクって
ラッキー
人より恵まれて
いるのに、不満を
言っちゃダメだ
有意義
無意味
ここから何が
学べる?
みんなに比べて
ボクはダメだなあ
上向き比較

EXERCISE

1 比較に気づく——その比較に意味はある？

比較をしている自分に気づき、反応の仕方を考えるのに役立つ3つのステップをご紹介します。

感情のサイクル（121ページ参照）を参照し、あなたの比較の基準を引き金の部分に当てはめてみると、以下の質問に答えやすいでしょう。

1　比較していることに気づく

誰と（または何と）比較している？

比較してどんな気分になっている？

自分（または他人）の人生に、思い込みを抱いていないか？

（例：みんなは自分よりずっとしっかり生きている）

2　公平な比較になっているかを考える

ごく一部の情報（SNSで見た他人の自己演出）と比較していないか？

悪い面を考慮せずに、理想的な架空の状況と比較していないか？

「いいね」は純粋に「いいね」と比較しているか？　自分の一番許せないダメなところと、他人が一番良い評価を受けているところを比較していないか？

無意味な思い込み（例：みんなはいつも幸せなはず）を抱き、その思い込みと自分を比較していないか？

3
比較からどんな意味を導き出している？

比較によって、不当な自己評価を下していないか？（例：自分は成功していない、成果を出せていない、など）
比較によって、他人に誤った思い込みを抱いていないか？（例：私よりかわいいんだから人生がもっと楽しいはず、いい仕事に就いているんだから幸せに決まっている）
その思い込みにきちんとした根拠はあるか？（例：お金持ちや有名人になれれば今より幸せになれるという根拠はない）

EXERCISE

2 比較の基準を選ぶ

基準をどこに設定するかで、比較の内容も、比較から導かれる意味も大きく変わります。

あなたがしているのは上向き比較と下向き比較のどちらでしょう？　基準がどこにあるかわかれば、**脳を別の基準へと誘導する**こともできます。仮にあなたが銀メダリストであれば、金メダリストではなく銅メダリストに目を向け（下向き比較）、自分の成績がいかに偉大か考えるべきです。

人生がどんな状況であろうとほぼ例外なく、上には上が、下には下がいるもの。**どこを基準にするかは、自分で選べる**のです。

あるいはまったく別の基準を選んでみてはどうでしょう。銀メダリストの自分と、去年の同じレースに参加したときの自分を比較するほうが、公平かもしれませんね。私はリハビリ中の相談者には「病気になる前ではなくリハビリの開始時に基準を設定してはどうですか」と伝えています。

今の自分が設定している比較の基準がどこにあるか気づいたら、あとはなるべく公平になるようにその基準を調整してみましょう。

EXERCISE 3 「今持っているものがなかったら」と考えてみる

私たちは年がら年中「たられば比較」をしています。「あの仕事に就いていれば、ましな人生だったろうに」「あの出来事がなかったら、もっと幸せだっただろうな」「あれとこれとそれを達成すれば、きっとこんな気分を味わえる」と考えます。

現実とは別の選択肢をシミュレーションし、「こうなるはず」と思い込み、現実と比較します。シミュレーションの結果はたいてい、明るい可能性が過度に強調され、暗い可能性が目立たない内容になるので、無意味な上向き比較になることは避けられません。

美化された選択肢と自分との比較で生まれる感情には、さまざまなものがありえます。その1つが**後悔**です。たられば比較は実質、現実に自分が選んだことや実際に起こった出来事を「こうだったらよかったのに」と感じる物事と比較しているようなもの。**架空の完璧な選択肢と比較して、現実が勝てるはずがありません。**

「別の選択肢のほうが良かった保証はない」と自分に言い聞かせましょう。その選択をすれば何かが変わっていたのかさえわからないのです。それどころか悪い結果になっていた可能性もあります。この際、架空の自分自身に向けた基準を設定し直してみませんか。

ネガティブビジュアリゼーションというテクニックが使えます。**「今持っているものをもし持っていなければ、どんな人生だろう?」**と心に問いかけるのです。すると現実より下にいる架空の自分自身に基準が移るため、今持っているものに感謝し、過去の選択を正当に評価できる可能性が高いことが、研究結果からわかっています。

選択しなかった道は良く見える

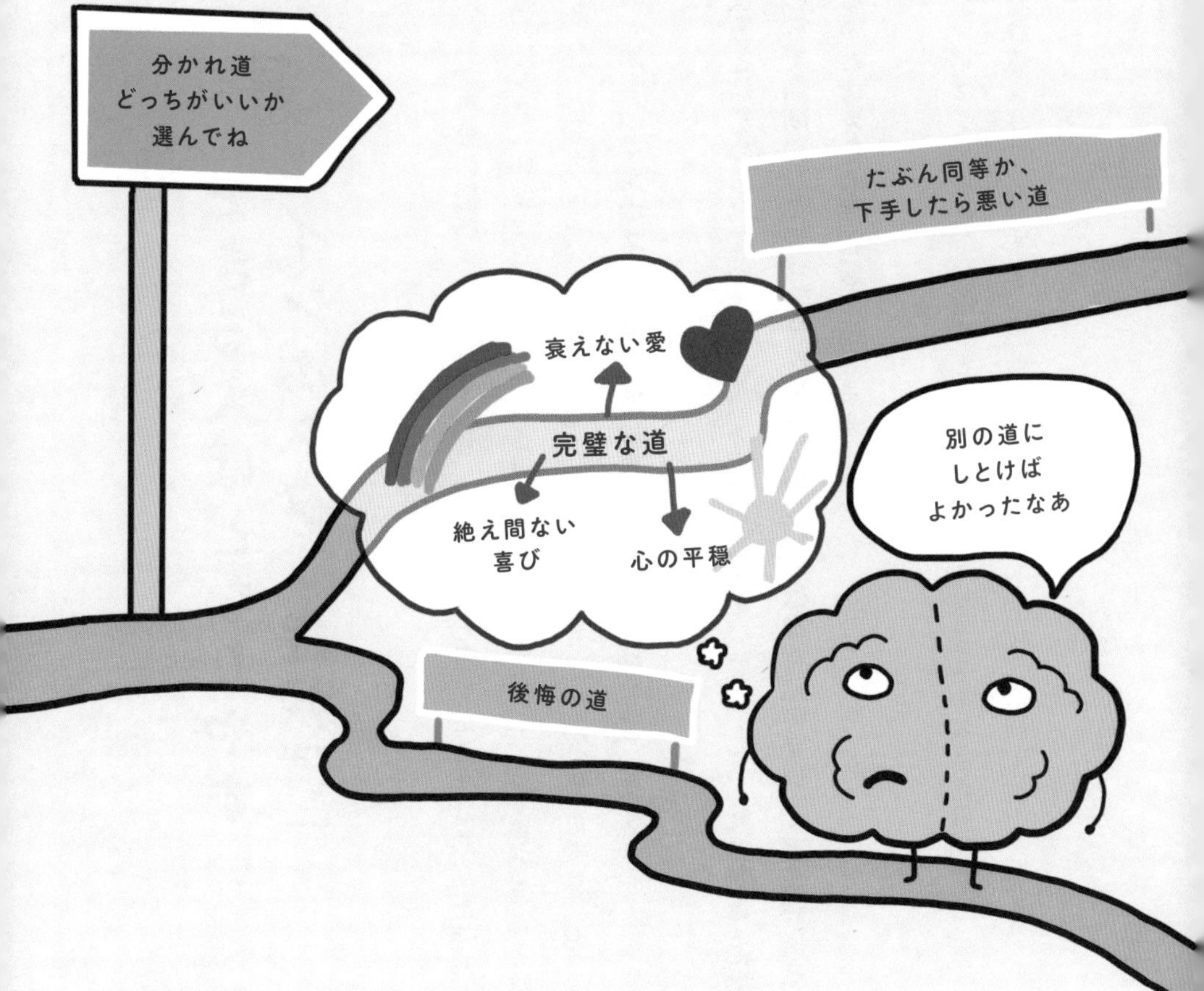

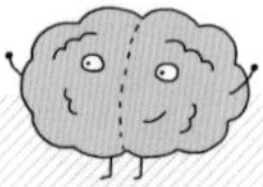

TOOL 13 できる人ほどなりやすい「インポスター症候群」

「いつか自分の無能さがバレるんじゃないか」と思ったことはありませんか？
「本当はできないヤツだと気づかれる日がくるんじゃないか」と思ったことは？
「ある」と答えたあなた。あなたはひとりじゃありません。推定では、およそ7割の人がこの**インポスター症候群**（詐欺師症候群）を体験しています。

疾患とは認められていませんが、インポスター症候群とは、**能力があるにもかかわらず「成功したのはスキルや努力のせいではなく運のせい」「過大評価されている」と考える心理状態**を指します。

インポスター症候群になると「いずれ知識やスキルのなさが露呈するのでは」と恐れるようになります。最終的にぼろを出し、稀代の詐欺師だったとバレる日を待っているわけですから、不安にもなるでしょう。

自己不信感から「自分には無理」と思い込み、仕事や昇進を辞退する、会議で発言しない、自分のためになることを求めない、といった事態に陥ることも。

これは仕事にかぎった話ではありません。「インポスター感」は、人生のあらゆる場面で発生しうるもの。親であること、いえ、ただ大人らしく振る舞おうとすることさえも、インポスター症候群を引き起こす可能性があります。

「自分はダメだ」「自分が有能なはずがない」と考えてしまう

皮肉なことに、インポスター症候群は「実際は有能な人」に多く見られます。実際の能力と自己評価にずれが生じる「ダニング＝クルーガー効果」は、心理学的な調査によって証明されています。**有能な人ほど無知を自覚している**ため、自分を過小評価する傾向にあるのです。

インポスター症候群には、いわゆる「ハロー効果」も関係しています。ハロー効果とは、好ましいと感じる資質に引っ張られ、ほかの資質について誤った思い込みを抱く現象を指します。たとえば「魅力的」「自信があふれている」と感じた相手には、有能さなどの好ましい資質も備わっていると思い込んでしまうのです。実際にはそうでなくてもです。

インポスター症候群の場合はこれと真逆の理論が働き**「自分に自信がない人が有能なはずがない」**と考えがちですが、それもまた思い込みにすぎません。

悪いことは全部自分のせい、良いことは全部まわりのおかげ？

インポスター症候群の要因としてもう1つ、原因のとらえ方が偏っていることが挙げられます。**悪い出来事の原因は自分の中に、良い出来事の原因は自分の外にあると考える傾向**があるのです。つまり悪いことが起きれば何でもかんでも自分がダメなせいと決めつけ、反対に良い出来事が起きても自分のおかげ、自分の功績とは考えません。

水面下で自己不信感に
襲われている
インポスター症候群

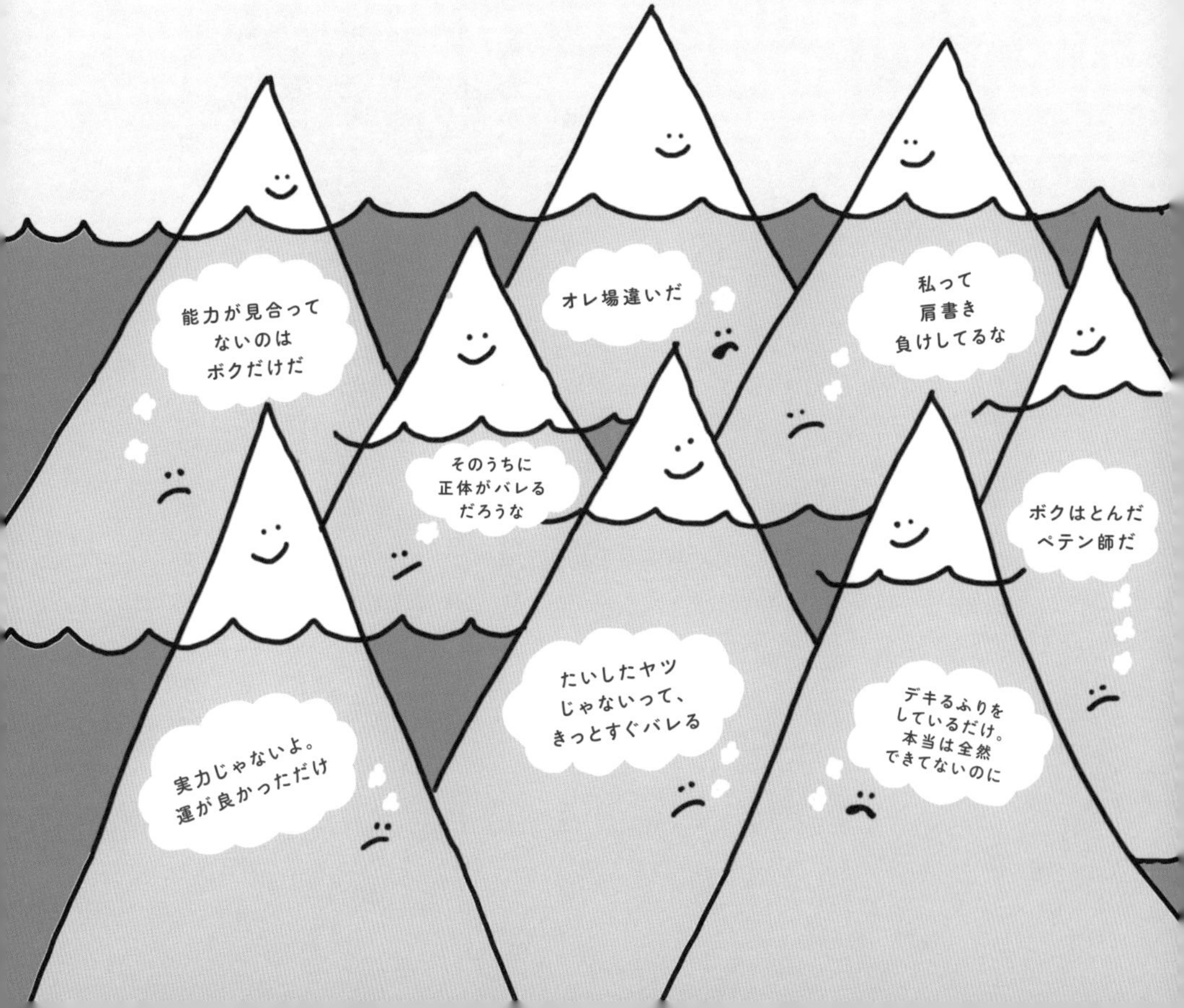

能力が見合って
ないのは
ボクだけだ
オレ場違いだ
私って
肩書き
負けしてるな
そのうちに
正体がバレる
だろうな
ボクはとんだ
ペテン師だ
実力じゃないよ。
運が良かっただけ
たいしたヤツ
じゃないって、
きっとすぐバレる
デキるふりを
しているだけ。
本当は全然
できてないのに

不安やこういった自己不信感は、自分に対する誤った思い込みへと発展しかねません。「不安を感じるということは、間違ったことをしているに違いない」と考えてしまったりするのです。実際は、自分にとって未知の領域に入り、大量にある複雑な情報のバランスを取ったりしたりしているだけかもしれません。

自己不信感に襲われるのも、自己不信感をコントロールするのも、おかしなことではありません。むしろそのおかげで、さらなる学習や情報が必要かどうかをこまめに確認し、見きわめることができます。

EXERCISE

1 自己不信感と不快感を認識する

インポスター症候群の根本には**自己不信感**があります。多かれ少なかれ誰の中にもある感情ですが、大事なのは、自己不信感が悪いほうへ傾いたときに気づけるかどうか。悪いほうへ傾いたのであれば、つまるところ、自己不信感をコントロールできるような対策を考えなくてはいけないからです。

今からご紹介する「はかり」は、科学的に有効性が証明されているわけではありませんが、私自身がカウンセリングで使ってきたものです。相談者に自己不信感を認識してもらい、最善策を考えてもらうのに役立っています。

では、次のはかりのイラストを見て、自分はどの位置にいるか考えてみてください。人生のトータルの状況や、キャパシティカップ（69〜81ページ参照）の埋まり具合に応じて、結果は刻々と変わるでしょう。

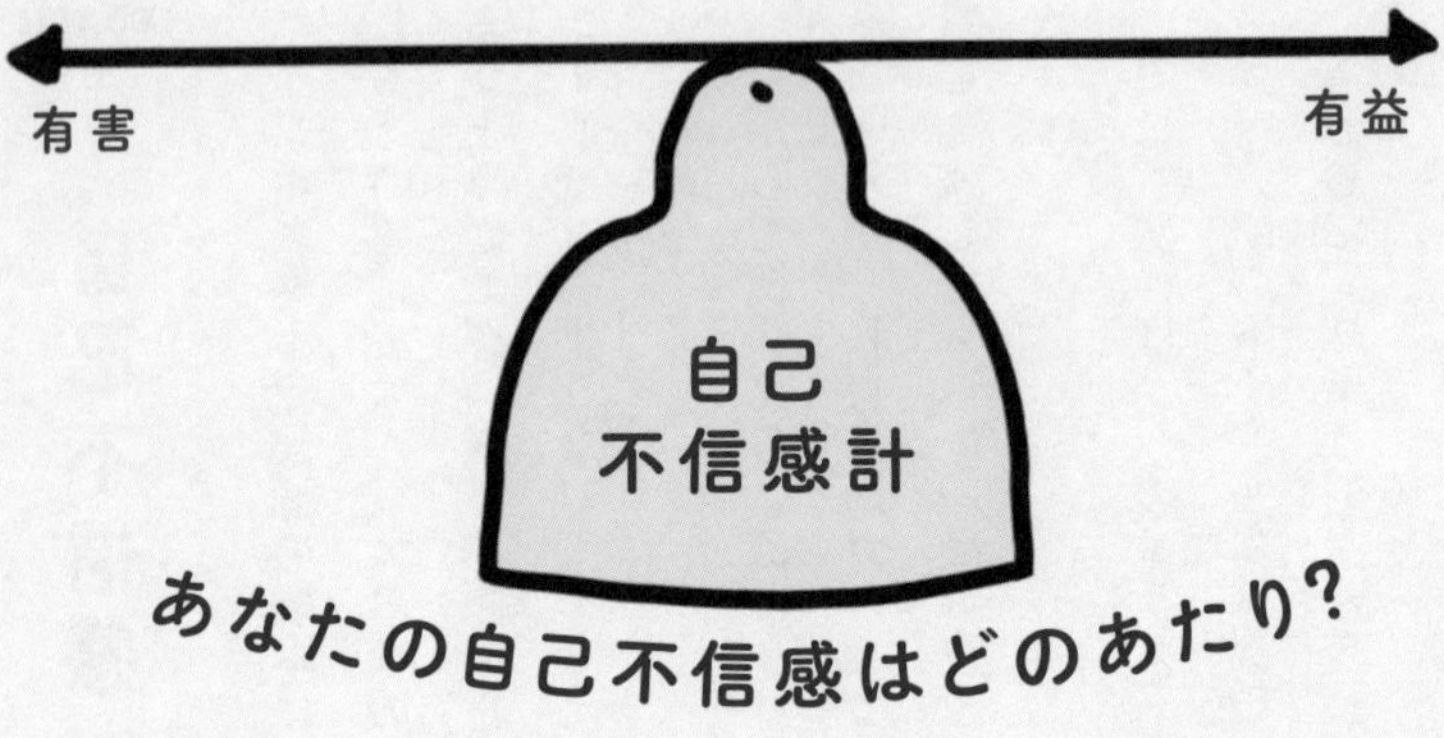

今あなたの自己不信感はどこに位置していますか？

それは有益なものですか？ こまめに自分の状況を確認し、見きわめ、知らなかったことを学んだり必要に応じてサポートを求めたりする、良いきっかけとなっていますか？

それとも自己不信感が悪いほうへ傾き始めていますか？ それどころか有害な段階、いろいろなことに臆病になり、自分を恥ずかしく思ってしまう段階に近づいていますか？

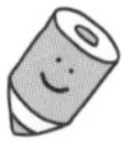

EXERCISE 2 自己不信感をコントロールする

どうでしたか？　自己不信感が悪いほうへ傾いていますか？　もしくは、自己不信感をコントロールしたいですか？

ここからは以下の5つのステップに従って、今現在抱えているインポスター感の引き金を特定し、そのコントロール方法を考えていきましょう。

ステップ1　引き金の特定
——そう感じる理由を認識する

・具体的な引き金はありますか？　あるなら、今すぐ対処できることは？
・不確かな状況に置かれていますか？（例：役割が変わった）
・ストレスが多いですか？
・やることが多すぎますか？
・実力以上の仕事を頼まれていますか？

明確な引き金が見当たらなくても、気にしないでくださいね。

ステップ2　現状の調査

——今感じていることに気づく

・生理的感覚を言葉で表しましょう。

・感情を言葉で表しましょう。

・思考を言葉で表しましょう。

感情のサイクル（121ページ参照）を使うとやりやすいでしょう。

ステップ3　ノーマライズ（一般化）

——インポスター感を覚えるのは普通のこと

・今感じているものは生理的感覚にすぎないと言い聞かせましょう。

あなたの体が臨戦態勢に入っただけのことですよ。

・ある程度の不安を感じるのは普通のこと。不確かな状況で働いたり、新しいことに取り組んだりしているなら、なおさらです。

・「こんなふうに感じたって別にいいじゃないか」と言い聞かせましょう。

ほとんどの人が一度は体験する感情です。尊敬するあの人もこの人も、一見自信にあふれているようで、実は同じように感じています。

ステップ4　リフレーミング（とらえ直し）

――感情はあなたの能力を表しているわけではない

・思考と現実は別物です。

・似たような状況を乗り切ったときのことを思い出しましょう。

・自己不信感には良い面もあります。自分を適切に評価し、人の意見を素直に求めるきっかけになったりもします。

ステップ5　問題解決

――気分を改善するための最終策

・自分が成し遂げたことを思い返しましょう。

・引き金に対処するために取れる、実践可能な対策はありますか？

・信頼する人に相談しましょう。人に話すことで、自分の考えをきちんと確認できます。親友もきっと親近感を覚えてくれるでしょう。

・仕事の不安について上司と話し合うなど、インポスター症候群の症状をコントロールするために取れる実践可能な対策はありますか？

・自己評価が、人からの評価と一致しているかどうかを確認しましょう。

EXERCISE

3 何を原因とみなしているか確認する

インポスター症候群になると、悪い出来事であれば自分の中にその原因を見出すため、すべて自分のせいになり、良い出来事であればその原因が自分の外にあると考えるため、自分の功績ととらえることができません。

自分が何を出来事の原因とみなしているかを突き止めれば、もっと冷静に原因を見つめ、正しく原因を判断できているか分析し、本当の原因について考えることができます。１８８ページのイラストを活用して、分析してみましょう。

1　上2つの風船を記入し、自分が何を原因とみなしているのか突き止める

たとえば、間違いの責任を１００％自分（内的要因）のせいにしていませんか？　好ましい結果に自分はまったく貢献していないのでしょうか？

2 下2つの風船を使い、本当の原因は何か考える

その間違いの一因は、ほかの外的要因にあったりしませんか？ その好ましい結果は、思った以上に自分の影響を受けていたのではありませんか？

3 内的要因は黄色、外的要因は水色のマーカーをひいてバランスを見る

原因のとらえ方に偏りがないか、色のバランスで確認してみましょう。

自分が何を原因とみなしているか、分析しよう

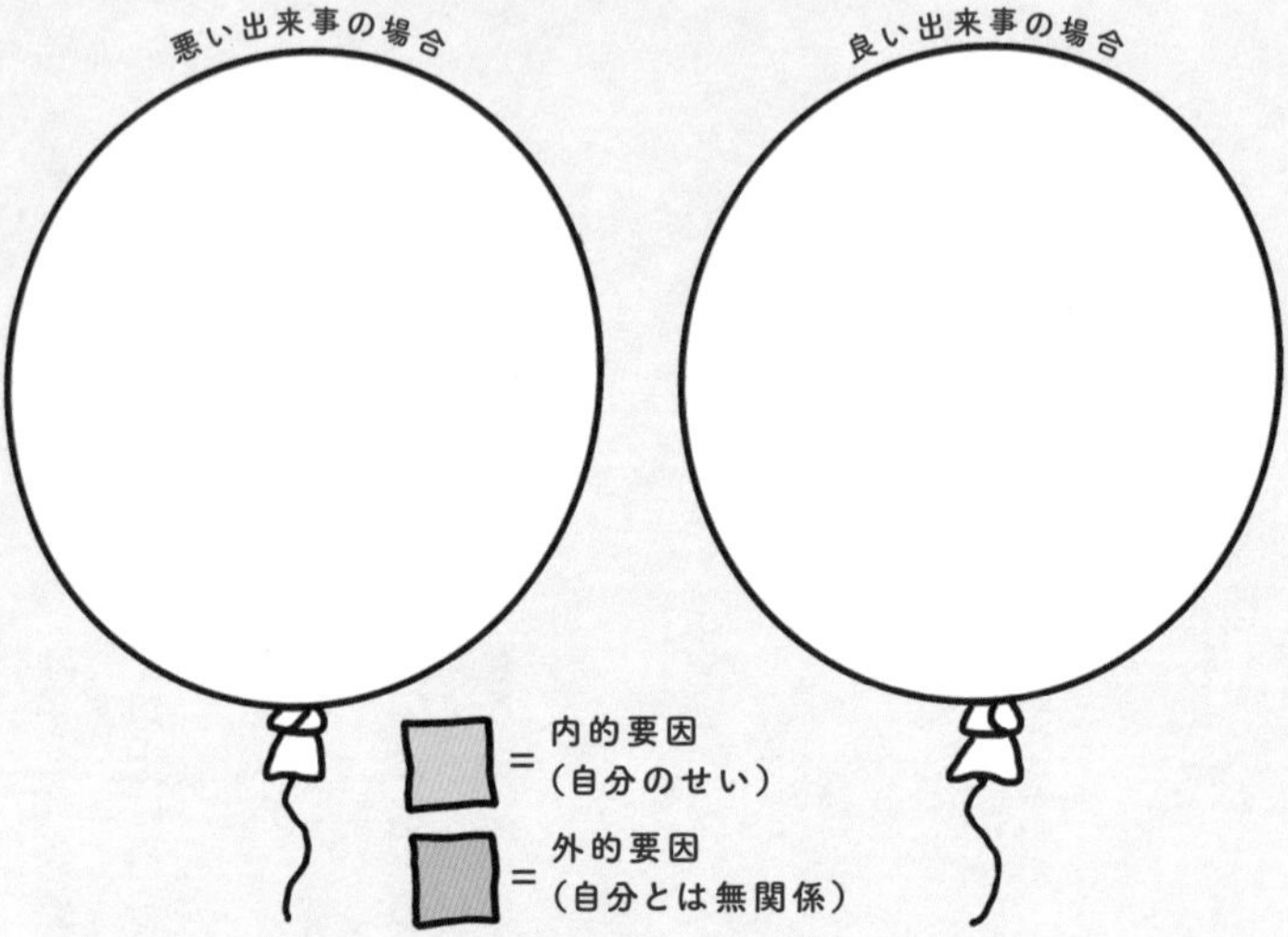

実際の原因を考えよう

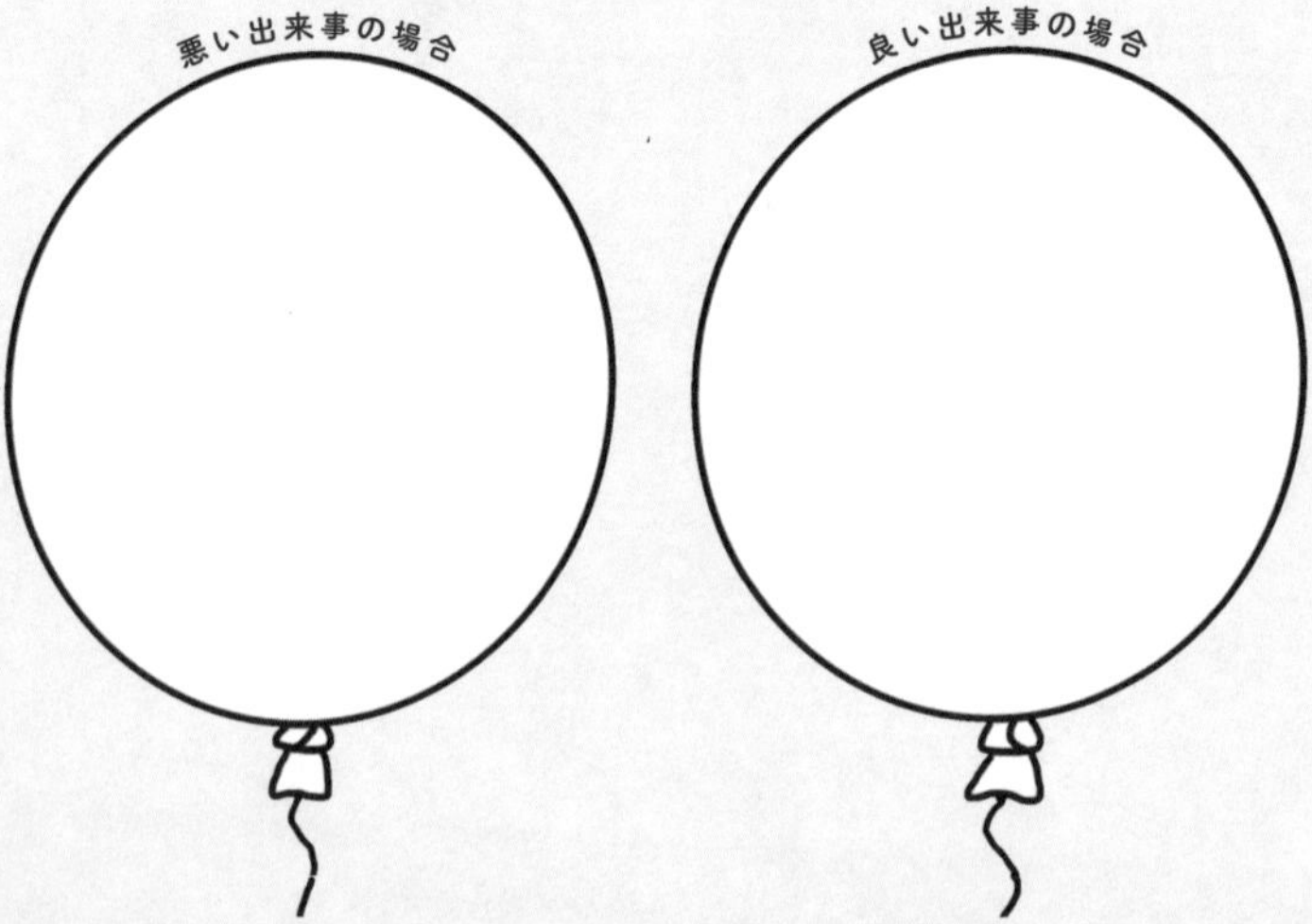

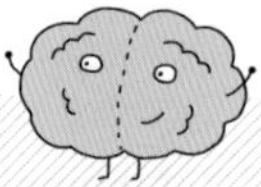

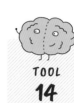

TOOL 14 失敗してもいい

さて、これまで見てきたとおり、脳はたくさんの近道やバイアスや抜け道を持っているので、情報を素早く処理できる反面、完璧には処理できません。

でも脳には見習いたいところがたくさんあります。その筆頭が、間違えたときの対応です。

脳は、出来事を予測し、それを修正するという手順を踏みます。未来に何が起きそうか判断し、その予測が間違っていたら、間違いを考慮して予測を修正します。そうやって予測と結果に差があった事例を大量にストックして、できるかぎり世界をすみずみまで正確に理解できるようにしているのです。

なんて賢いんでしょう。だって、**予測を間違えないことには新しいことは学べない**とわかっているんです。

それってすごいことだと思います。私たちの意識にも、その考えを当てはめられたらどんなによいでしょう。

みんな完璧じゃない

間違いに対する恐怖心や、その極端な表れである**完璧主義**は、私たちにとってごくありふれたものです。人間である以上、誰だって目標は達成したいし、うまくやりたいし、間違えたくありませんよね。

それに、完璧主義や成果を社会がこれほど評価してくれるなら、完璧主義こそ人間の価値で、幸せの秘訣だという気にもなります。私たちは他人からよく思われたがる社会的な動物なので、そのためにもうまくやりたいと考えます。

私たちは仕事、生活、子ども、結婚、健康的な家庭料理など、何もかもを操れている状態でないと、うまくやれていないと思ってしまいます。完璧そのものでなければ失敗、という思考です。いっぱいいっぱいだと感じるのも失敗。状況にうまく対応できていないと感じるのも失敗。

でもそれはみんなも同じ。**みんなうまく対処できていないし、みんな力不足**なのです。だから結局は、何を原因とみなすのか（186〜188ページ参照）の問題です。原因は自分にあると考え、自分を責め、うまくやれていないことがいたって普通の現象であることを見落としているのです。

失敗が成功につながることもある

間違いをいくら嫌悪したところで、人生はそううまくいきません。自分のせいかどうかは別として、生きていれば嫌でもたくさん失敗するのです。

つまり責任の所在がどこにあれ、実は**人生の満足度は人生がどのくらいうまくいっているかとは関係がなく、失敗を乗り切るすべを身につけられるかどうか**にかかっています。間違いを許容して受け入れることが、ストレスを軽減し幸せになるコツなのです。

大きな失敗に思える出来事も、あとから振り返ってみると成功へ向かうターニングポイントだったと気づくことも多いものです。その出来事があったからこそ、別の道へ進み、現状を見きわめ、新たなスキルを身につけたり今までにないアイデアを思いついたりしたのです。

こういった「失敗」はえてして、そのときには耐えがたく思えるかもしれませんが、時間が経てばありがたくなるもの。間違いに気づいて進路変更したことから成功が始まる事例はたくさんあるし、「逆境における回復力が成功の鍵」と成功者たちは語ります。

ですから一般的に失敗と定義される出来事も、まったく失敗ではなかったとわかる日がくるかもしれません。

失敗を受け入れ、どう反応するかこそが大切

感情のサイクル（113〜121ページ参照）を読めば、間違いや失敗に対する恐怖心が行動にどれほど影響するか、理解できると思います。

たとえば、最初の失敗を受け入れられないために、**苦手なことを避けたり、新たなスキルの習得に消極的になったりする**でしょう（この現象は、176〜188ページのインポスター症候群にも通じるものがあります）。

間違いを恐れるとはつまり、**完璧にできると確信するまで先延ばし**にするか、選択の余地がなくなるまで、すなわちぎりぎりまで放っておく（私の場合、大学時代のエッセイはいつもこのパターンでした）可能性があるということです。

また、目標を達成し成功すると、ポジティブな感情が生まれ、行動が強化されるため、ますます完璧さにこだわってしまうかもしれません。これには**成果によって自分の価値が決まるという誤った思い込み**が関係しています。

人生には間違いや失敗がつきものですが、反応の仕方は変えられます。間違いや失敗を受け入れられるようになれば、ストレスにも強くなり、心の容量を増やすことができます。

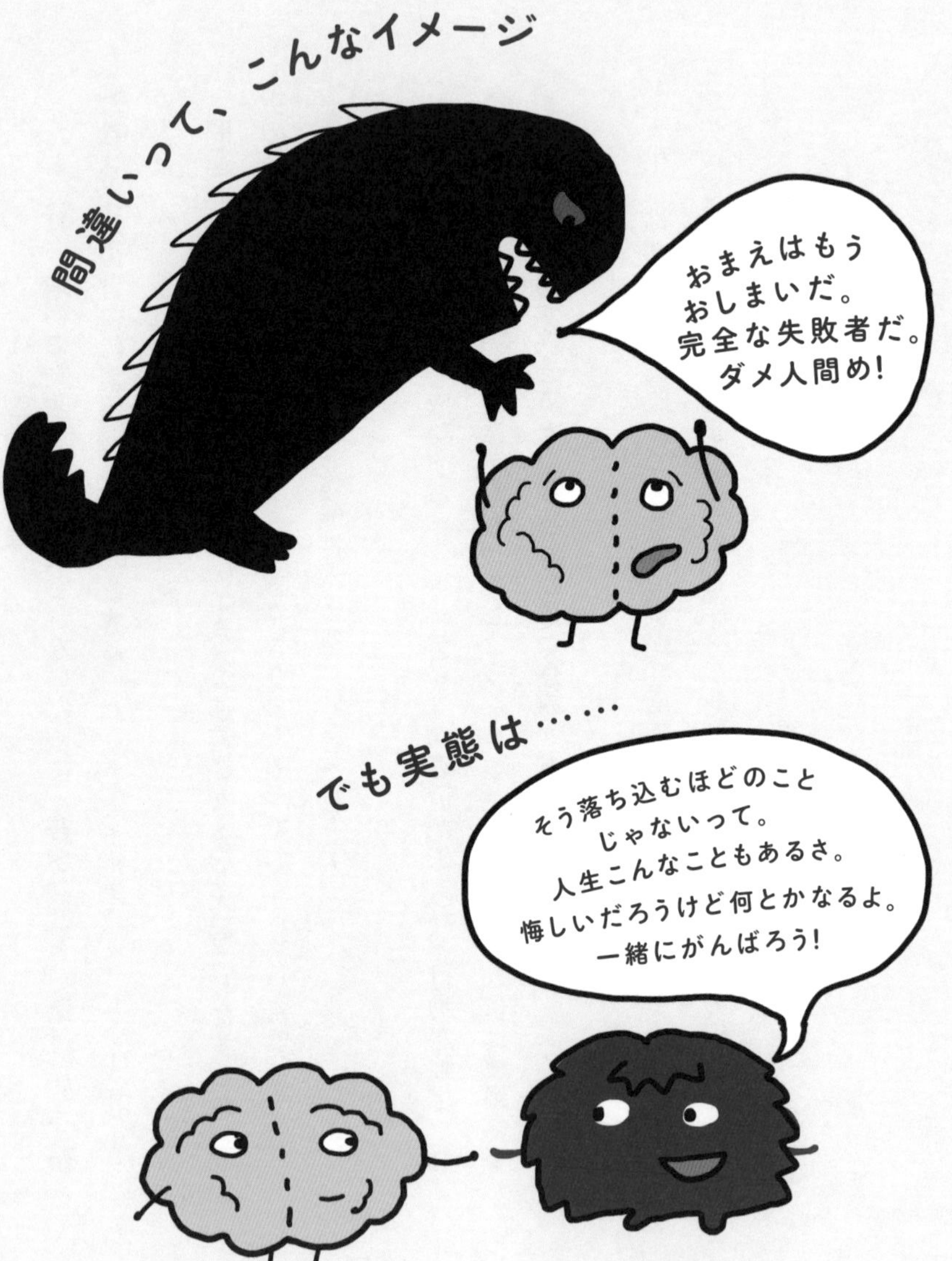
間違いって、こんなイメージ
おまえはもう
おしまいだ。
完全な失敗者だ。
ダメ人間め!
でも実態は……
そう落ち込むほどのこと
じゃないって。
人生こんなこともあるさ。
悔しいだろうけど何とかなるよ。
一緒にがんばろう!

EXERCISE

1 間違いへの意味づけをとらえ直す

間違いだととらえている出来事に、どのような意味づけをしているか考え、より客観的な視点からリフレーム（とらえ直し）しましょう。

それは本当にあなたが考えているとおりの出来事だったのでしょうか。その出来事の意味を、もっと正確にとらえていきましょう。

間違いにどんな意味づけをしている？

「いつも間違えてばかりだ」と、とらえていますか？

「間違えた自分は役立たずだ」と、とらえていますか？

「まわりから無能だと思われているだろう」と考えていますか？

誰でも苦戦するような試練に直面して、「うまく対処できていない」と、とらえていますか？

間違いをおおげさにとらえ、実際以上に自分の評価に結びつけていますか？

間違いの「本当の意味」は?


同僚や友だちが同じ間違いをしたら、何と言葉をかけるでしょうか?

(他者の視点に立って状況を眺めたほうが、客観的に物事をとらえられることが多いものです)

間違いを認め、対策をとっている人のことを、どう思いますか?

実際には、間違いをおかすのが人間ではないでしょうか?

本当に、間違いによって自分の価値が決まるのでしょうか?

このハードルを乗り越えれば、実は自分のためになるのではありませんか?

EXERCISE 2 間違いと仲良くなる

何の障害も失敗もない人生なんて、おとぎ話にしか存在しません。間違いや、間違いの結果生じた不快な感情を好きになれとは言いませんが、**「失敗してもいいん**

間違いモンスターを小さくしよう

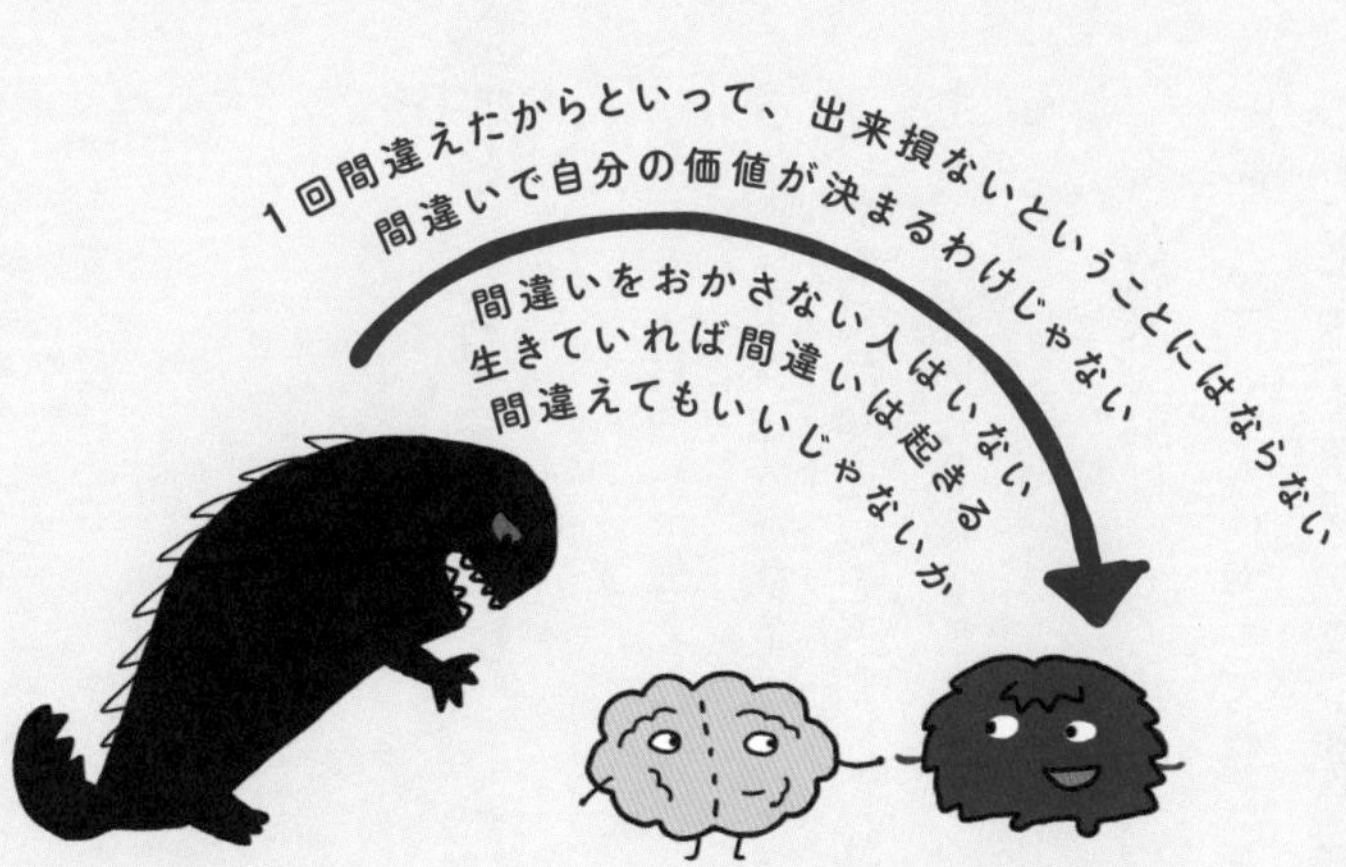
1回間違えたからといって、出来損ないということにはならない
間違いで自分の価値が決まるわけじゃない
間違いをおかさない人はいない
生きていれば間違いは起きる
間違えてもいいじゃないか

だよ」と自分に許可を出してください。間違いにおびえなくて済むように、間違いと仲良くなりましょう。間違いを、受け入れられる知人とみなしましょう。

間違いからしっかり教訓を得るべきときは（実際そうすべきときはありますから）、「恥ずかしい」とか「逃げて引きこもりたい」と考えるのではなく、まっさらな気持ちで間違いと向き合って。

そのために、**間違いを「モンスター（イメージ）」から「小さな生き物（実態）」に変える**キーフレーズを用意しておくとよいでしょう。キーフレーズを考え、間違いに対する認識をあらためるためのヒントを、前のページのイラストに示しました。ここに自分なりのフレーズや意見を書き足してみてください。

EXERCISE 3 うまくいったことに目を向ける

あなたを目標まで導くために、脳は次なるステップを指示し、道中の間違いを検出し、リスクを強調します。これに完璧主義と間違いに対する恐怖心が加わると、あなたは間違いを過剰に警戒するようになり、ついには間違いではない行動をも、間違いに分類するかもしれません。

その結果、脳は「立ち止まり、よく考え、終えたステップ、つまり自分の成果を認める」という作業を忘れてしまいます。目標を設定し、悪い部分を見つけることに夢中になって、**良い部分を見落としてしまう**のです。

しかし、脳が正しいほうへ向かうよう、そっと促してやることはできます。次のページの**「TaDa《タダー》（じゃーん！）」リスト**を使って、うまくやれたことや達成した成果を記録しましょう。これからやるべき「ToDo」ではなく、うまくいったことを振り返り、じゃーん！と披露するようにリストに書き込んでいくのがポイントです。

たいしたことじゃなくても大丈夫。ひどい眠気を我慢してベッドから出られた。子どもがけんかしても冷静でいられた。どちらも立派な成果です。趣味の時間を持てたのだって成果。日々は小さな「TaDa」でいっぱいです。

一見たわいもない作業ですが、これをやるとふだんは見落としてしまいがちな成果に注意が向くので、自分が達成したことを認識できます。

視点がポジティブに変化することで、失敗ばかりに目がいくことがなくなるでしょう。短期的な成功も長期的な成功もきちんと自分で認識し、思い出せるようになるはずです。

TaDaリスト

今日できたこと、今日の成果

第5章 心の容量を増やす ―― 行動編

1つひとつ山を越えよう

（一番左の、達成不可能な目標の山を一気に登らなくてもOK）

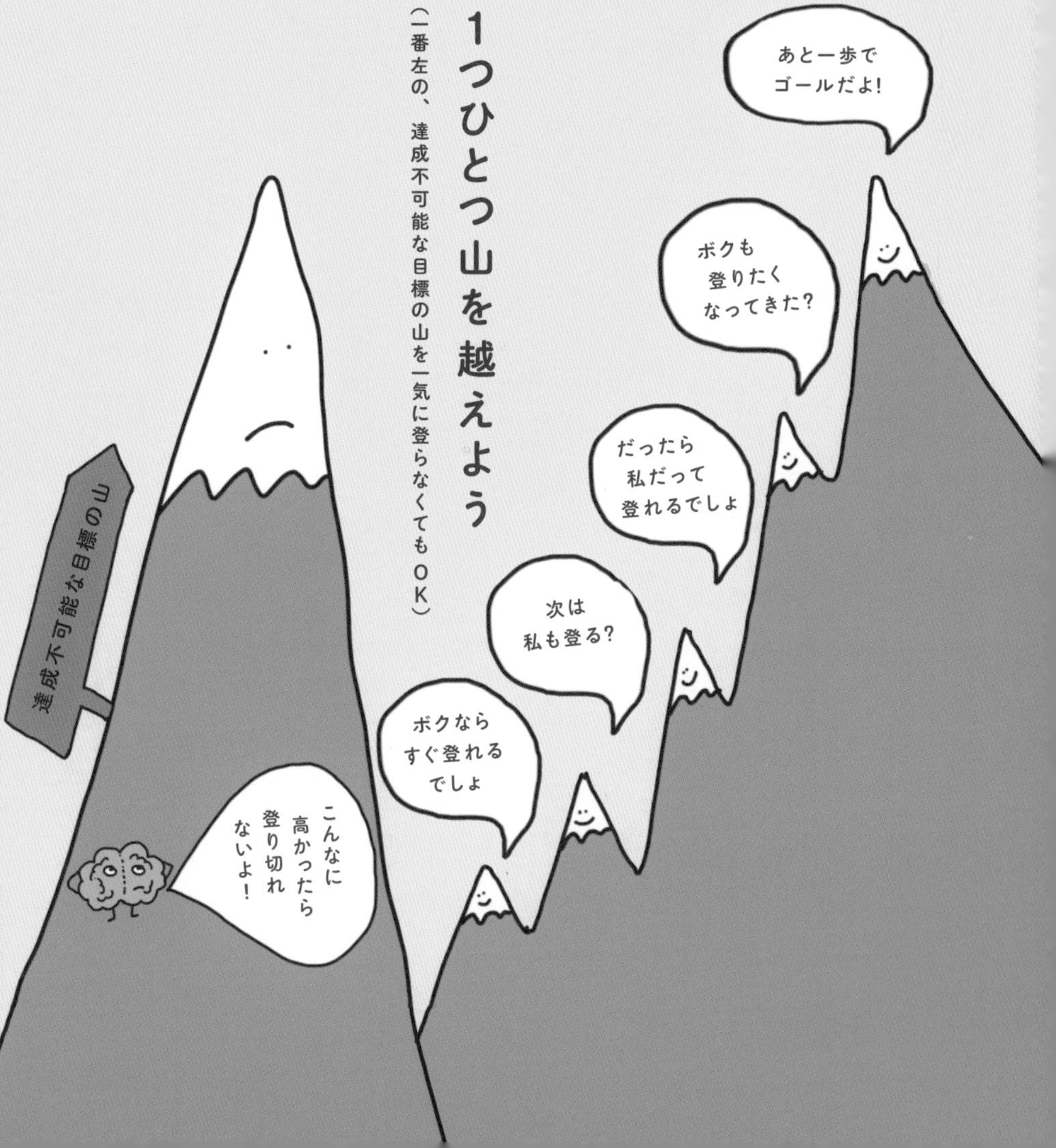
達成不可能な目標の山
こんなに高かったら登り切れないよ！
ボクならすぐ登れるでしょ
次は私も登る？
だったら私だって登れるでしょ
ボクも登りたくなってきた？
あと一歩でゴールだよ！

行動を整えることは心のケアの基本です。何しろ行動は私たちの思考、信念、感情にも影響を及ぼします。それは短期的な意味でも長期的な意味でもです。たとえば散歩に出ると、思考や体の生理的反応、ひいてはその感じ方がすぐに影響を受け、変化します。

また、すでに触れたように、社会的なつながりを構築し維持することは、長い目で見て心と体の健康を支えてくれます。では、社会的なつながりは何によってつくられるかといえば、結局のところ私たちの行動によって築かれ、行動によって決まります。今から友だちに電話をするか。自分や相手の悩みについて語り合うか。人のためになることをするか。何をするかで、どんな社会的なつながりがつくられるかが決まるわけです。

その理屈をもっと大きな枠組みに当てはめると、私たちの行動しだいで心に有益な人生を送れるのか、無益な人生を送ることになるのかが決まります。

つまり心をケアするとは、心にとってプラスになる行動を続けること、そうした行動習慣をつくることなのです。そこで第５章では、心身に良い影響を与える習慣のはぐくみ方について紹介していきます。

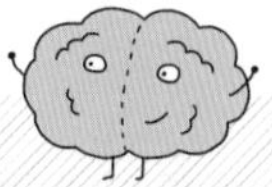

TOOL 15 ポジティブな変化を起こすために目標を設定する

この本に書いてあることを１つでも試せば――新しい習慣をつくる、初めてのことに挑戦する、思考を客観的にとらえるなど内容は問いません――あなたに変化が起こります。

変化はいつも簡単に起こるわけではありません。変化を起こしそれを維持するには相当な時間と労力がかかる場合もあります。そのことを具体的に説明するために、今から、脳にいる８５０億の神経細胞からなる「合唱隊」を紹介しましょう。

神経細胞の合唱隊は、常に歌を歌い合ってつながりをつくっています。その中でも、ひときわ大きく響いている歌があります。たとえば、昔から歌われてきた歌。あるいは、幼少期から頭に鳴り響いている歌声。生涯変わらない行動パターン。自然にできあがった習慣。いつどこで生じたのか思い出すこともできない思考などです。神経細胞がそういう歌を歌うとき、細胞同士がつながり、神経の経路ができます。こうしてできた経路は長年通いなれた道なので、神経細胞は安易にその道を選びます。

新しいことを試すとき、私たちは毎回、８５０億の神経細胞の一部に「おなじみの道からそれて新しい道をつくってくれない？」とお願いすることになります。新しい道をつくるのは手間暇がかかります。たとえば、昼休みに散歩するなど新しいことをやろうとするときや、間食のポテトチップスをやめて果物にするなど現在の行動を変えようとするときは、**自動的な反応を抑えるだけでなく、半ば意識的に新たな経路**をつくらないといけません。

意識的に自分に変化を起こそう

思考や行動の変化について話すとき、私はこの神経経路のたとえ話をよくします。神経細胞はよく踏みならされた楽な経路を自動的にたどります。たいていはごく自然に流れるように進むため、気づけばあなたはリンゴではなくポテトチップスの袋を手にしています。

そうならないためには、神経細胞を呼び止め、連れ戻し、意識的に努力して雑草と岩だらけの経路を進まなければいけないのです。最初はうまく進めなくても、回数を重ねるほどに雑草が減り、いずれはもっと楽に自動的にたどれるようになります。

そうはいっても、行動習慣が深く根づいていて、自動的な反射行動を克服するのが難しいときもあります。それに、新しい神経回路の生成という偉大な任務に熟達しているとはいえ、神経細胞もたまには——特に疲れているときやストレスにさらされているとき、過負荷状態のときは——**以前の道に逆戻り**してしまうものです。

だから前のパターンに逆戻りしてポテトチップスをバリバリ食べてしまっても、諦めたり、自分をとがめたりしないでください。それよりも、どうしたら新しい経路を進めるか考えましょう。進めば進むほど、進みやすくなるのが神経経路なのですから。

208ページからのエクササイズに取り組んで、新しい習慣と変化のつくり方を見つけるとともに、避けることのできない「逆戻り」の乗り切り方を考えましょう。

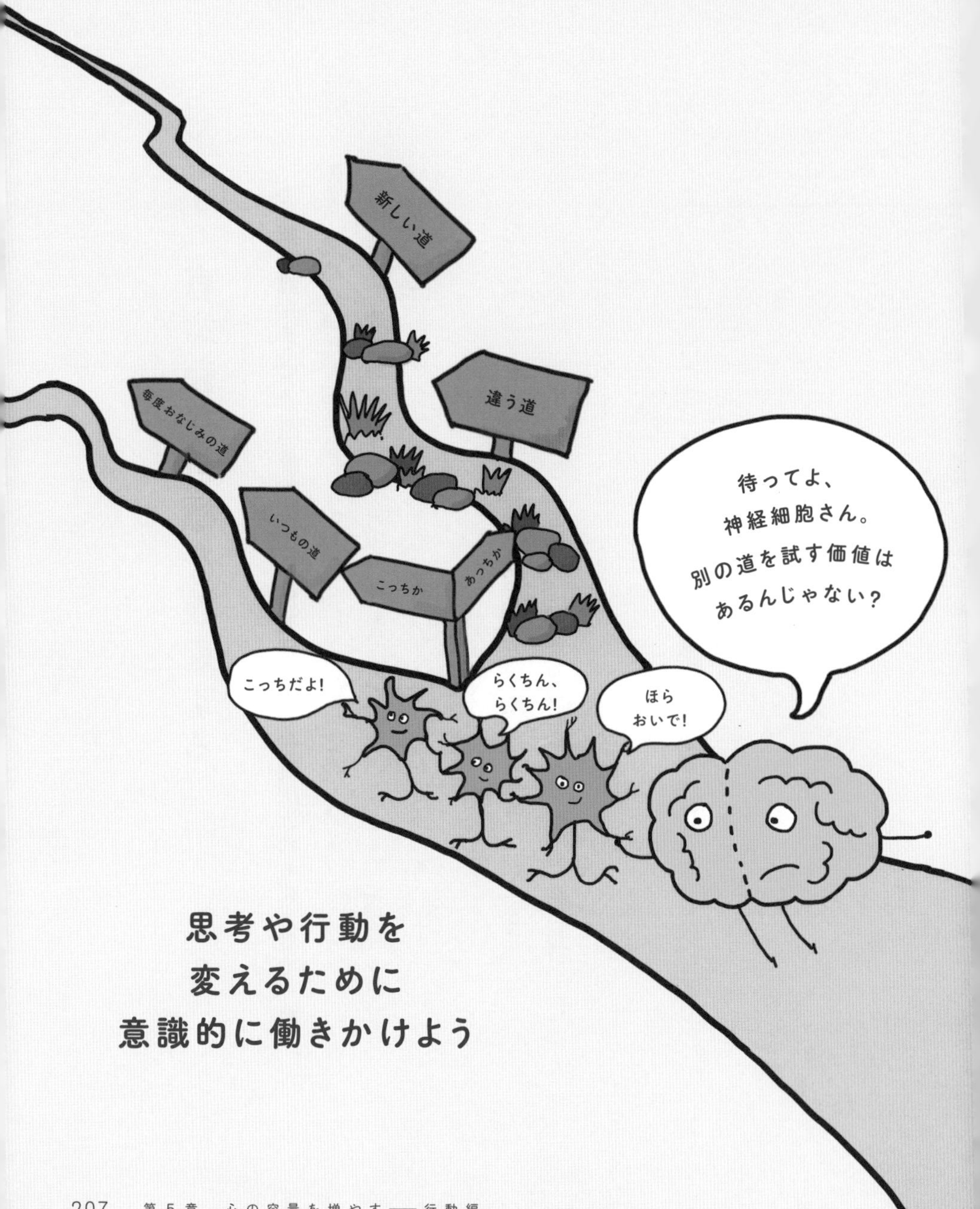
新しい道
違う道
毎度おなじみの道
いつもの道
こっちか
あっちか
待ってよ、
神経細胞さん。
別の道を試す価値は
あるんじゃない？
こっちだよ！
らくちん、
らくちん！
ほら
おいで！

思考や行動を
変えるために
意識的に働きかけよう

EXERCISE

1 有意義な目標を設定する

「目標を設定すると、達成したいことが明確になり、達成方法も見きわめられるので、成功の確率が高まる」ことを示す根拠は山ほどあります。目標とは、達成あるいは完了可能な成果です。新しいことをやる、心の中でもっと優しい声をはぐくむ（261～262ページ参照）、なども目標と言えます。

この本のエクササイズはどれも、目標として使おうと思えば使えます。とはいえ、目標設定は、簡単に聞こえるわりに、きちんとやろうとすると予想以上に難しく、考えさせられることが多いです。

ですから腰を据えて、**じっくりゆっくり考えましょう。**次のヒントを目標の設定と維持に役立ててください。

目標は具体的な数値で表す

「もっと社交的になる」は具体的ではありません。「1か月につき友だち1人とお茶をする」なら具体的です。

できればいつ実行するか決める

たとえば「水曜日は職場から徒歩で帰る」など。

楽しいことから始める

積極的にやりたいことであれば、達成の可能性がぐんと上がります。

目標を達成する自信がどれくらいあるかを0~100%で表す

まずは50%以上の自信がある目標から始めましょう。成功すればきっと自信が湧きますし、困難な目標はあとからいつでも取り組めます。

挫折の可能性を減らすために、価値観に合った目標を設定する

あなたの尊重する価値観（55〜65ページ参照）が「もっと人とつながる」であれば、「1週間につき友だち一人に電話をする」といった目標が考えられるでしょう。

「回避（〜しない）」より「接近（〜する）」を意識した、前向きな目標を設定する

「不安に思わないようにする」は前向きな目標ではありません。

「1日に2つ、リラックスできることをする」なら前向きです。

達成目標より学習目標を設定する

そのほうが挫折しにくくなります。

「英語のテストでAを取ろう」のように評価を求める達成目標ではなく、「英語を話せるようになろう」のように自分の成長を目指す学習目標に置き換えてみてはどうでしょうか。

小さなステップや目標を達成するたびに、自分をほめ、ご褒美をあげる
行動を起こした結果、ほめられるなどの快楽が得られると、その行動が増加する「正の強化」という理論があります。この理論を取り入れ、自分でほめることで望ましい行動を増やしていきましょう。

批判的な心の声が湧かないように注意する
優しい心の声をはぐくむ対策をとりましょう（253〜262ページ参照）。

以上のことを誰かと一緒にやる
さまざまな研究によれば、人と一緒に決めると、挫折の可能性が大幅に下がることがわかっています。

213ページのイラストを使い、一番高い目標の山に、達成したいことを書きましょう。さらに、その目標を**達成しやすい小さなステップに落とし込みましょう。**1つひとつのステップは達成しやすいほどよいです。

今のステップは完了しているか、次のステップへ移ったほうがよいかを判断できるよう、定期的に進捗状況をチェックしてくださいね。そうすれば、目標を見直すべきタイミングもわかり、対応の必要な障害物にもきちんと気づけます。

ときには生活や環境の変化が障害物となり達成が困難になることもあるので、**目標に固執しすぎない**ことが大事です。

そういうときは別の達成方法を考えたり、価値観や人生の変化に合わせて目標を決め直したりする必要があるでしょう。

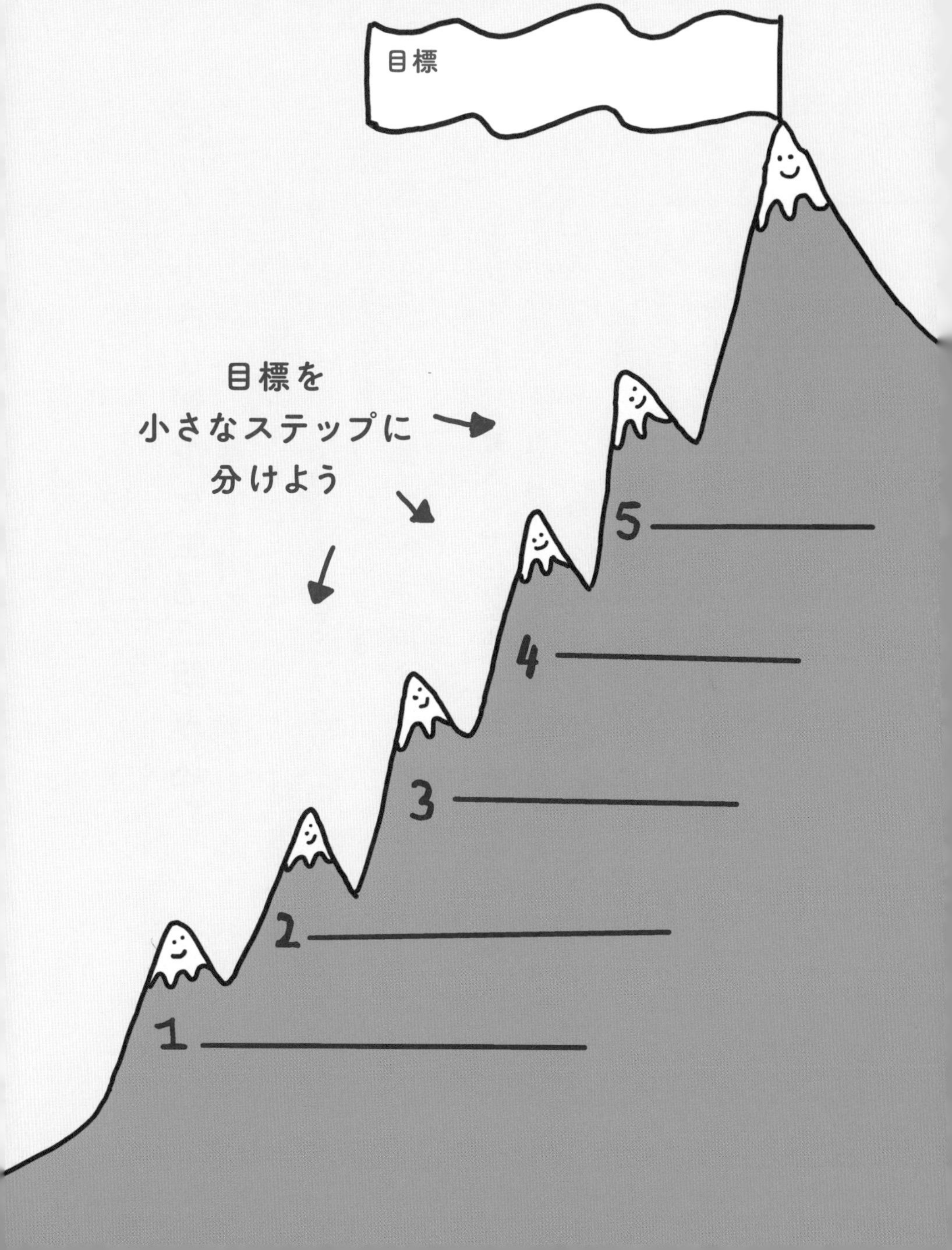
目標
目標を
小さなステップに
分けよう
1
2
3
4
5

EXERCISE

2 小さな習慣を生活に組み込む

達成したい目標は、小さなことである場合も多いものです。感謝の気持ちをかみしめる。読書をする。軽く散歩する。水をこまめに飲む。このような小さな目標が人生に与える影響はけっして無視できません。

以下の4つのステップに従って、小さな目標を生活に組み込みましょう。

ステップ1　新しい行動を、すでに習慣化している行動と組み合わせる

すでに行っている習慣と組み合わせると、新しい習慣が定着しやすくなります。習慣化している行動につられて新しい行動が起きるからです。たとえば、感謝の気持ちを持つ時間を、入眠前のルーティンや朝のコーヒータイムと組み合わせましょう。散歩をそのコーヒータイムと組み合わせ、遠回りしてカフェに行きましょう。読書は通勤中に行い、水はメールをチェックするたびに飲むようにしましょう。

ステップ2　「小さく、具体的に、達成できるように」をつねに意識する

できた実感があると、習慣は長続きします。まずは2ページの読書から始めましょう。とりあえず二口、水を飲みましょう。毎晩1つ感謝の気持ちを書き留めましょう。こうした小さなステップをやり遂げた実感が持てたら、もっとやりたくなるかもしれませんよ。

ステップ3　新しく取り入れる習慣は、一度に1つにする

一度にたくさんやりすぎると、追い詰められ、その習慣にネガティブな気持ちを抱くようになり、最後には放りだしてしまうでしょう。

ステップ4　達成しやすい環境を整える

ベッドわきに感謝日記とペンを置いておきましょう。本をつねにかばんに入れておきましょう。スマホで散歩コースを設定しておきましょう。その日飲む分の水を水筒に入れ、メールチェック1回につきどこまで飲むかを、線で描いておきましょう。

EXERCISE 3 習慣の逆戻りに対処する

習慣の逆戻りはいたって普通の現象です。特に疲れているとき、ストレスを感じているとき、いっぱいいっぱいなときは、脳はかなりの確率で過去の習慣に逆戻りしてしまいます。自分をとがめず、以下のポイントを自分によく言い聞かせてください。

1 逆戻りは失敗ではない

逆戻りから教訓だって得ることができるのです。自分を批判したり責めたりしないで。

次からもっと実行しやすくなるようなヒントが何か隠れていないか、探してみましょう。

2 逆戻りはよくあること

新しくて不慣れな経路を進み続ける余裕が脳にないときは、逆戻りは普通に起こることです。

3 逆戻りが起きても、振り出しに戻るわけではない

一度進んだ経路であれば、2回目はもっと楽に使えるようになるので、1回目よりも早く元いた場所にたどり着くはずです。

4 達成したことに目を向ける

逆戻りしたからといって、**達成したことが消えてなくなるわけではありません**よ。

逆戻りは自己批判の格好のネタになってしまいます。

自己批判の感情が芽生えてきたら、第6章 TOOL18のエクササイズ（257〜262ページ）に取り組みましょう。

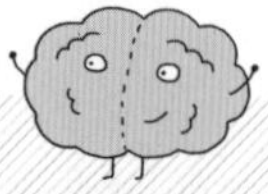

TOOL
16
体への働きかけで気持ちをリラックスさせる

感情のサイクルの中で、まだ取り上げていない部分が１つあります。感情の源であると同時に感情への反応でもある、**体内の生理的感覚**です。でも生理的感覚について語るには、まずＴＯＯＬ９で出てきた交感神経の相方、**副交感神経**をご紹介しなくてはいけません。

『セサミストリート』の親友コンビ、バートとアーニーと同じように、交感神経と副交感神経は２人で１つ。力を合わせて、あなたに必要なエネルギーとあなたの体を調整・管理しています。

交感神経が体を臨戦モードにするのに対し、**副交感神経はおおむね体を休息モードにしリラックスさせます。**そのため、穏やかな気持ちのときは通常、副交感神経が働いています。「休息と消化のシステム」と呼ばれることもあるこの副交感神経は、呼吸や心拍数、免疫反応の調整でとても重要な役割を果たしています。

体の感覚と感情は連動している

感情のサイクルにおいて、感情と体の感覚の相互作用は見落とされがちです。脳の高次認知機能とは関係がないように見えるからかもしれません（もちろん実際は違うのですが）。

それでも体に何かを働きかければ、生理的な感覚に影響が出て、体内に新たな感覚が生じるため、新たな感情も生まれる可能性があります。たとえばゆっくり呼吸をするだけでも、副交感神経が活性化し、体内に快感が生まれます。

もちろん、それで感情の引き金が変わるわけではないので、環境的な要因で不安や悲しみが生まれているなら、やはりそれに対処する必要があるかもしれません。でも、**体に働きかければ、心の落ち着きは取り戻せます。**心が落ち着けば脳のもつれを解き、やるべきことを決められます。感情的に行動するのではなく、**感**

情を認識して前向きな対策を打てるのです。

体への働きかけで不安な気持ちをコントロールできる

体内の感覚を刺激することで脳内に感情をつくりだす方法はたくさんあります。たとえば、運動すると化学物質が放出され、体の感覚が変化すると同時に気分の良い感情が生まれます。愛する人を抱きしめる、人に親切にする、屋外の開放的な場所へ出るなどの行動にも同じ効果があります。

感情は必ずしも抑えられるものではありませんが、短期的な意味でも長期的な意味でも、体への働きかけにより**新たな体の感覚、ひいては新たな感情をつくりだし、もともとの感情とバランスを取る**ことはできるのです。

体のストレス反応を認識し、そこに働きかけることは、不安などの感情をコントロールする強力な道具になります。

気分が冴えないときはたいてい、思いのままに動くと——たとえば部屋の隅に引きこもってしまうと——外に出かけるなど別のことをしたほうが気分が良くなるとわかっていても、なかなかそれが実行できなくなってしまいます。

しかし、たとえ引きこもっていても、体に意識的に働きかけ、感情を変えることはできます。ここで簡単なエクササイズを紹介しましょう。

ストレスから抜け出す道

副交感神経を活性化し、心地よさを生みだそう

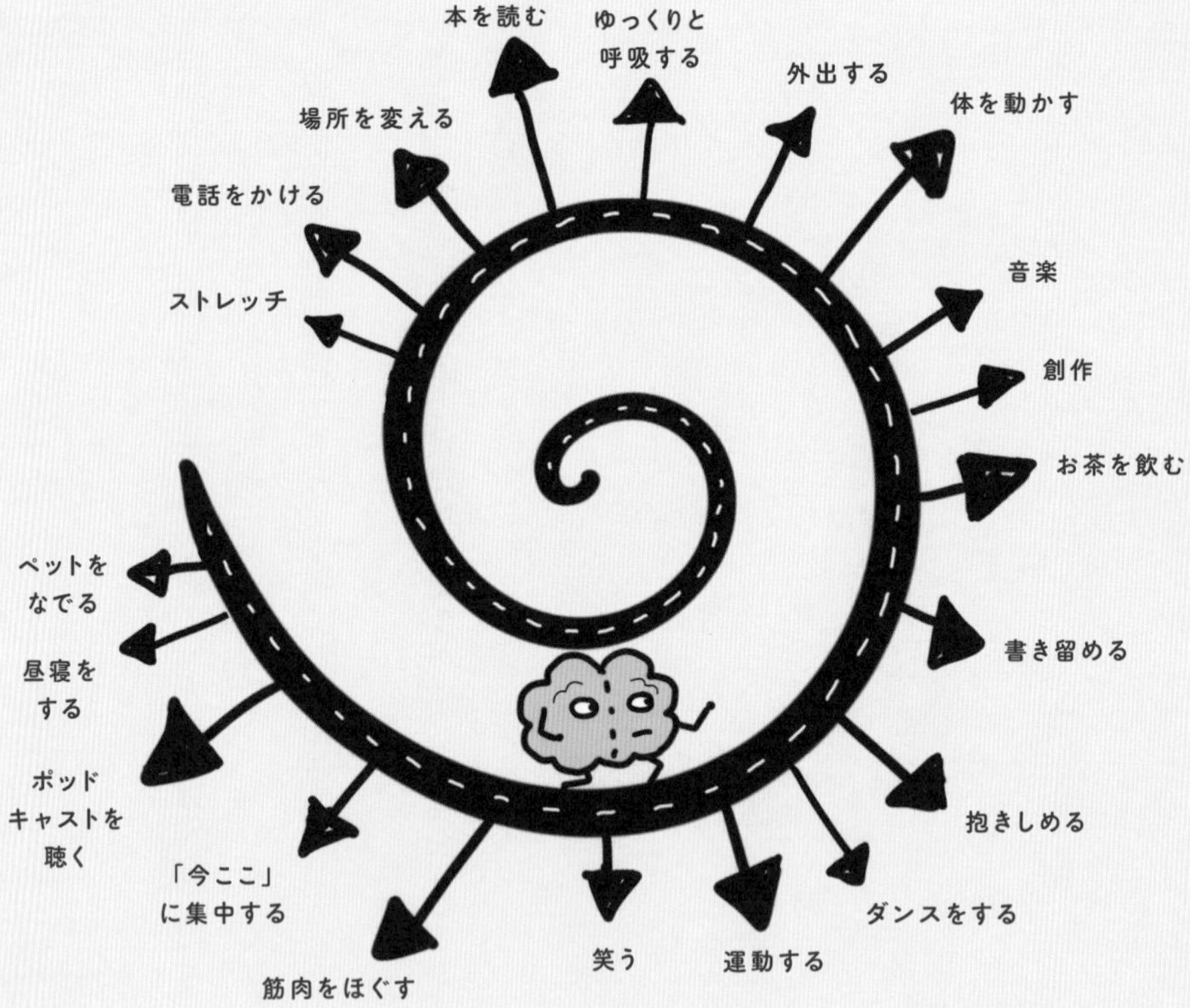

EXERCISE 1 まずは「呼吸」をする

不安になると、呼吸が速く浅くなります。体を臨戦モードにしようとして、たくさんの酸素を取り入れるからです。その酸素が使われずに余った場合、体内の酸素と二酸化炭素のバランスが崩れ、不安に関連するほかの体の症状が現れることもあります。

ゆっくりと深く呼吸すると、体のバランスが整い、闘争・逃走反応が抑制され、副交感神経が活性化します。この呼吸法は一種のスキルなので、楽器と同じで、習得には地道な練習が必要です。まずは、**ストレスを感じていないときに試してみる**とよいでしょう。気分が落ち着いているときのほうが何倍もやりやすいからです。

このスキルを磨いて、不安を感じたときにその不安を軽くできるようになりましょう。日ごろからこまめにやれば、たまったストレスを取り除き、心の容量を増やすこともできますよ。

座った状態でも立った状態でもよいので、片手を胸に、もう一方の手をお腹に当てましょう。肺の上のほうではなく、下のほうとお腹に空気を入れるつもりで呼吸します。**胸があまり上下せず、お腹がふくらむのが正しいやり方**です。

体の力はできるだけ抜きましょう。一度全身にギュッと力を入れてからゆるめると、うまくいきます。

少しの間、呼吸に意識を集中してください。今の自然な呼吸を観察します。では、ゆっくり3数えながら、鼻から少しずつ息を吸いましょう。激しく吸わないようにしてください。あくまで少しずつです。数えながら、鼻から空気が吸い込まれる感覚に意識を集中してください。

続いて、ゆっくり4数えながら、口から少しずつ息を吐きます。

この要領で何回か呼吸をくり返します。可能なら何分かやってみてもよいでしょう。

呼吸のペースはやりやすいように加減してください。**吸うよりも吐くほうを気持ち長くすると、酸素と二酸化炭素の比率が整う**と考えられています。

やっていてめまいやパニックに襲われた場合は、すぐに中断してくださいね。激しく呼吸しすぎているのかもしれません。

EXERCISE 2 快感をつくりだす

副交感神経を活性化する方法や、体内に快楽物質を生みだし気分を良くする方法はほかにもあります。すでにこの本でもたくさん取り上げましたね。まず、**睡眠、運動、健康的な食生活**です。この3つは体そのものに作用するだけでなく、健康的な心の基礎にもなります。

今起きている体の反応を変える方法もあります。運動したり体を動かしたりすれば、化学物質が放出され、元気が出てきます。不安で過剰に取り込みすぎた酸素を消費することもできます。外に出ればストレスが減ることがわかっています。開放的な場所で、自然に囲まれながら太陽の光を浴びるのが理想的です。

スキンシップを取る、抱きしめる、ペットをなでる、マッサージを受ける（マッサージが好きな場合にかぎりますが）などすれば、体の快感が得られ、ストレス反応が抑えられます。

シチュエーションを変える、たとえば別の部屋や環境に移ることでも同じ効果が得られます。ストレッチや、ヨガ、ダンス、体を動かすことはもちろん、台所をスキップで移動するだけでも、ストレス反応をなくす体の反応を生みだせます。創作活動と読書がストレス解消になる人も多いです。

体のストレス反応に働きかけ、気分を良くする方法はいくらでもあります（私の場合はぼんやりするとリラックスできます）。そうした方法を実践すれば、短期的にはストレスのサイクルを断てますし、長期的には**ストレスに対する適応力を高める**ことができます。

222ページのイラストに、快感をつくりだすアイデアの一例を載せています。

あなたにはあなたのアイデアがいろいろあるはずですから、イラストを参考にしながら道具箱に追加するとよいでしょう。

EXERCISE 3 焦らず、休憩し、体を休める

忙しさがもてはやされる現代社会では、「焦らず立ち止まり、休憩し、体を休める」ことは、文化に逆行するようなもの。でも体と心をケアし、健康的な体のバランスを保つには、つまりエネルギーを適切に分配して使うには、**休憩はどうしても必要なこと**です。

一息ついたり、体を休めたりすることで、体と心の調子を整える時間が生まれます。脳にゆとりができ（そのゆとりからはたいてい、ひらめきが生まれます）、感情の容量にも空きが増えるでしょう。

とはいえ、今この文章を書いている私も、自分の助言に反して休憩をきちんと取れていないのだから皮肉なものです。

休憩するには、私たちはいろいろな壁を越えなければいけませんね。仕事中の休憩はタブー視されがちだし、効率を下げるものと思われています。私たちには、忙しくなければいけない、すべてやらなければいけない、という意識があります。**休憩を取ることに対する罪悪感**があります。休憩なんて贅沢だ、ストレスを感じないと一生懸命働いているとはいえない、という感覚さえあります。

しかし、事実は正反対だと、休憩に関するあらゆる研究結果が示しています。**焦らず休むことは、心と体に絶対に必要なこと**です。

休憩すると生産性が上がります（創造性も増します）。仕事の合間に近所を1周歩くといったほんの少しの休憩でも、良い効果があります。体の修復と回復が促され、脳の働きも良くなります。

そういうすきま時間を持ち、立ち止まり、休み、元気になることが、悪いことであるはずがありません。

次の質問に答え、仕事や家庭生活に追われていても、休めるタイミングを見つけましょう。

息抜きや休憩の時間は尊重すべきだし、簡単に諦めたり譲ったりしてはいけません。勝ち取るべきもので、何が何でも死守すべきものですよ。というわけで、私もここらへんで休憩に入るとしましょう。

Q どんな形で休憩を取り入れますか?

家庭

仕事

Q

それはいつやるのがベストですか？

家庭

仕事

Q

体や脳をリラックスさせるために、休憩時間に何をしますか？

家庭

仕事

Q 休憩を妨げるものは何ですか？

家庭

仕事

Q どうしたら確実に休憩できますか？

家庭

仕事

第6章

心の容量を増やす
——思考編

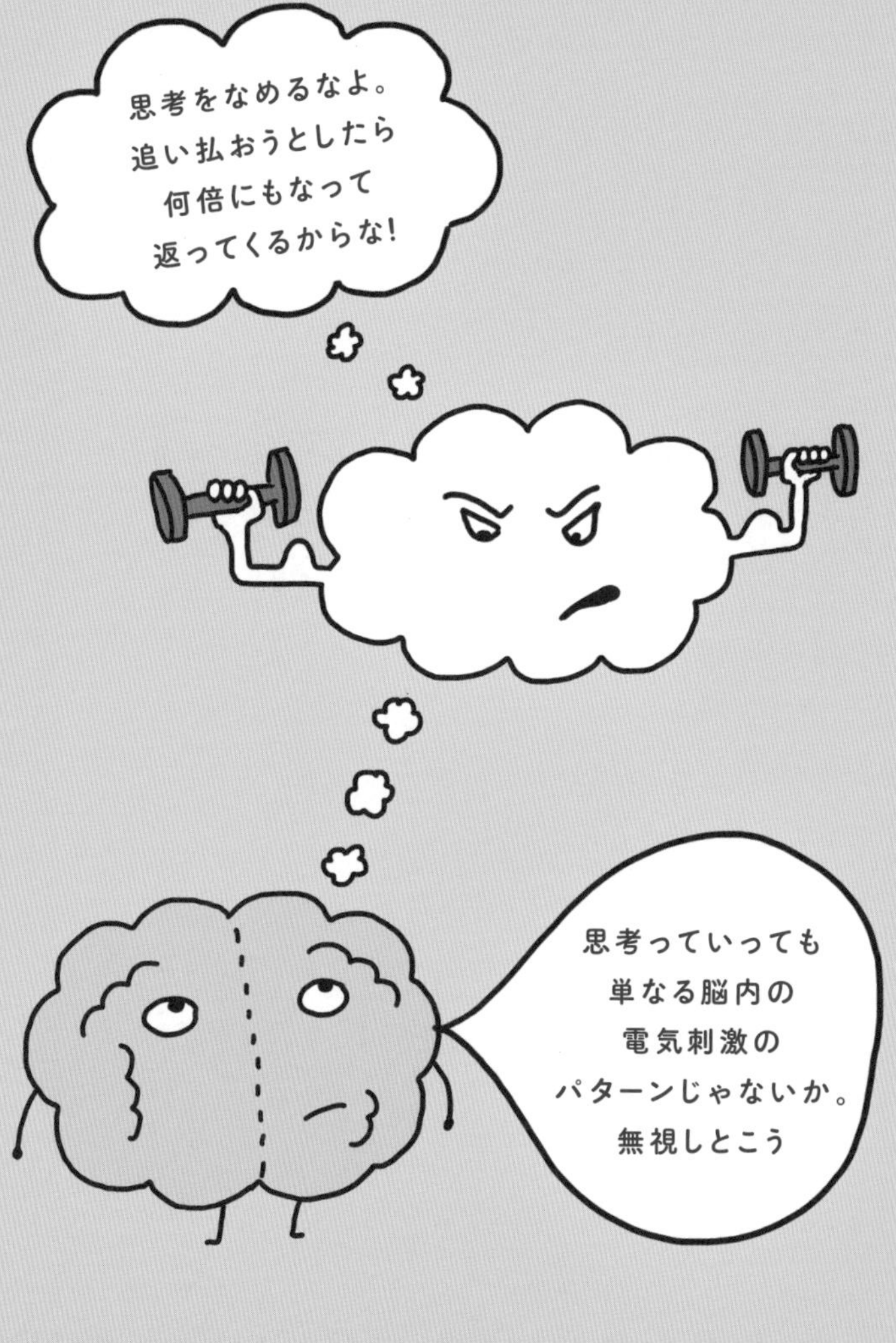
思考をなめるなよ。追い払おうとしたら何倍にもなって返ってくるからな!
思考っていっても単なる脳内の電気刺激のパターンじゃないか。無視しとこう

愛の力をテーマにした歌が、世の中にはたくさんありますね。でも思考の力をテーマにした歌がもっとあってもいいのではないでしょうか。だって、心を駆け抜ける一瞬の思いつきや考えには、大きな影響力があるからです。

第6章では、現実にはまだ何も起きていなくても、想像し思考するだけで心や体にさまざまな反応が生まれること、自分をどうとらえるかによって世界との関わりかたが決まることを見ていきましょう。

思考は――特におなじみの神経経路から生まれた長年の思考は――勝手に浮かぶように見えるし、事実そのものに見えるので、コントロールできないものだと思うかもしれません。しかし思考が語りかけてくる内容とその影響を認識すれば、自分でつくり上げた思い込みの「ストーリー」に気づき、それを見直すことができます。違う角度からナレーションを書き換え、前へ向かう新たな章を加えられるのです。

そして最終的には、自分の思考と向き合うことで、ストレスを減らし、心の容量を増やすための新たな思考を構築できるようになります。思考の力をうまくコントロールし、心の健康を守る方法に着目しましょう。

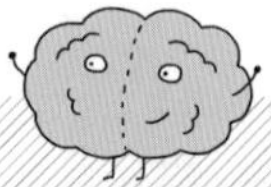

TOOL 17 自分の思考パターンに気づく

思考とは、頭の中でくり広げられる実況中継です。言葉によるものもあれば、視覚に訴えるものもあります。想像も思考です。独り言もビジュアル化も、思い出したり記憶したりするのも思考です。

思考は脳によってつくられます。思考はいつも、私たちにつきっきりのようです。大声で呼びかけてくるときもありますが、ふだんは自動的な思考パターンが働いているため、私たちはその存在にさえ気づきません。

そういう脳のクセが、多くの感情と体の生理的反応をつくりだし、周囲の状況や環境と同じように、私たちの行動を左右しています。

まさかと思うなら、カットしたレモンを手に取ってしゃぶるところを想像してください。どうでしょうか？　唾が出て、実際にレモンをしゃぶったのと同じ感覚に襲われる人がほとんどです。

つまり、**思考は現実の心や体の反応を引き起こします。環境に対する認識も左右します。**何か気にかかることがあると、そこに注意が引きつけられるため、やたらとそれが目につくようになります。たとえば犬が嫌いな人は、どこにいても犬が目に入るでしょう。

過去の体験によって思考が発動し、感情を生みだす

思考パターンは過去の体験を通して構築されます。つまり私たちはある出来事について、経験則から恐ろしいことになるだろうと予想します。すると、体はその悪い予想に反応しようとします。ある人にとっては何でもない出来事が、別の人にとっては恐ろしい出来事になったりもするのはそのためです。

出来事に関する思考や予測は、出来事そのものよりもはるかに私たちの反応を左右します。「恐いことなんか何もないさ」と言うのは結構ですが、心は「恐いこ

とがある」と訴えているのです。現実が伴うかどうかは別として、思考するだけで脅威や恐ろしさを感じるのです。私たちはこういった愚かな思考を取り除いて追い払おうとしたりもしますが、感情とまったく同じように、押さえつければ押さえつけるほど強い反発を受けることになるでしょう。

思い込みの「ストーリー」が私たちの行動を縛る

思考は私たち自身やまわりの人に関する「ストーリー」も伝えてきます。そのストーリーがあなたの心を導きます。

たとえば私たちは「きっと対処できない」「みんなに嫌われている」「私は〇〇な人間だ」と自分に語り聞かせます。事実かどうか証明しようのないストーリーを信じ、その概念に縛られるあまり、それが本当の自分だと決めつけます。いずれは自分で思い込んだストーリーの範囲内だけで活動し、あえて外に出ようとはしなくなるかもしれません。

この手のストーリーはたいてい、幼少期の体験や社会から受け取ってきた古い情報、誤った情報に基づいています。

しかしストーリーを信じ込んでいると、事実のとらえかたがゆがみ、結局ストーリーどおりの行動もとってしまいます。その結果、ますますそのストーリーを信じてしまうのです。

長年の思考パターンが最も強力

私たちの心の中では、思考の列車が絶えず行きかっています。私たちが行動を決められるのも、脱線せずに前へ進めるのも、元いた場所を思い出せるのも、そんなたくさんの列車があってこそ。

でも、思考には役に立たないものもあります。ランダムな脳の働きによって生まれた、意味のない副産物である場合もあります。脳の自然なバイアスから生まれる思考もあれば、生きていく中で培った長年の思考パターンもあります。

その中でもひときわ注意を引くのが、一番声の大きい思考、すなわち**一番昔からいる思考**です。長年の思考パターンは使い慣れた神経回路に支えられているため、その列車は楽々とあなたの心を駆けめぐります。あまりにも長い付き合いなので、その思考はもはや当然で、現実同様に感じられるものです。

しかも、そういう目立つ思考は、恐ろしい思考や不快な思考である場合が多く、私たちの注意を引こうとして、**無視できないような体の感覚**を生みだします。すると、大きな声にかき消され、声の小さな有益な思考は見落とされてしまいます。

自分の頭の中にある「ストーリー」にまどわされないために

このひっきりなしに走る思考の列車が、私たちのものの見方、感じ方、行動に及ぼす影響ははかり知れません。しかし、その影響は一方的なものではありません。思考は気分につられる傾向があるため、**気分が沈んでいる人はネガティブな思考に走りがち**です。

私たちが脳を信じるのは脳が正しい気がするからですが、それは気のせいです。脳の発信する情報は、**焦点の合わせ方やバイアス、過去の体験、思い込み**によってフィルターがかかり、歪んでいます。

でも、ここで良いニュース。思考からの良くない語りかけにまどわされず、自分にとってもっと有益な方向へ思考を導くことはできます。思考がつくりだしたストーリーに意識を向け、一歩引くことで、思考に効果的に反応できるようになるのです。

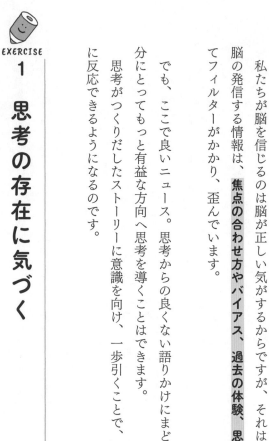

EXERCISE

1 思考の存在に気づく

思考に対応するためには、まず思考に気づかないといけませんが、それは必ずしも簡単ではありません。思考の列車は高速だったり自動的だったりもするので、いつも気づけるとはかぎらないのです。

実は思考に気づく練習は、すでに何回か取り上げています。感情を抱いた自分を責めているとき、どんな思考にスポットライトを当てているか（128～130ページ参照）。どんな比較をしているか（164～175ページ参照）。インポスター症候群に陥っているとき、どこに原因を見出すか（186～188ページ参照）。どれもあなたが気づいた「思考」だったのです。

感情に影響する思考はほかにもありますので、今からそれを突き止めましょう。思考は感情を生むこともあれば、感情から生まれることもあります。このふたつは双方向の道路のような関係です。

では最初のステップとして、有益ではない思考が自分の中にあるか、あるならどんな思考かを確かめましょう。

ステップ1　思考に気づく

少し間を取って、心を行きかうものが見つかるか試しましょう。**「今何を考えている？」**と自分に問いかけてください。今何に意識が向いていますか？

このエクササイズは嫌な気分のときに役立つでしょう。ぜひ嫌な気分の一因になっている思考パターンを特定してください。

ステップ2　その思考が有益か考える

思考は思考であって**事実ではない**と認識しましょう。その思考はあなたのためになっていますか？　その思考によってどんな気分になっているかに気づきましょう。行動への影響はありますか？

その思考が行動や感じ方にどう影響したか明らかにするには、感情のサイクル（121ページ参照）を使うとよいでしょう。

EXERCISE

2　思考パターンを認識する

人間の思考にはある程度決まった傾向やパターンがあるので、それを理解しておくと自分の思考パターンに気づきやすくなります。よくある思考パターンを次に紹介します。自分に当てはまるものにチェックを入れましょう。実際にそのパターンが発生したときに気づきやすくなるはずです。

CHECK □ **自分を責める**

原因が自分にあると思い、実際には自分のせいでない（少なくとも自分が考えているほどには自分のせいではない）出来事に責任を感じます。

CHECK □ **下手な読心術を使う**

人からどう思われているかを推測します。

でも私たちはしょせんたいした占い師ではないので、その読みはたいてい外れています。まわりから悪く思われている可能性がないとはいえませんが、普通はみんな自分のことで精一杯で、**あなたのことなどなんとも思っていない**ものです。

CHECK

結論を急ぐ

結論が見えない不安を解消したい一心で、よく考えもせず早急に、誤った結論を出してしまいます。その結果「この仕事をやってみたいな」「でも面接で撃沈するに決まってる」などと飛躍した結論を導きだします。

CHECK

脳にフィルターをかけて見たいものしか通さない

脳は情報をフィルターにかけ、素早く選別します。となると、すでに知っている情報に一致する情報のほうが、断然拾われやすいわけです。

あなたが**「自分はつまらない人間だ」と思い込んでいれば、脳はそれに合う情報を拾います。**あなたが何かを怖がっていれば、どこにいてもそれが目に入るでしょう。脳は情報をフィルターにかけて「見えるはずのもの」を見ます。

つまり、あなたの思いに合わない、別のストーリーを発見できるかもしれない情報は見落とされるのです。

CHECK

おおげさに思い込む

細部だけを見て結論を出します。失敗したときに発生しやすいパターンです。たとえば「別の業務に就くよう言われた。私は仕事ができないヤツなんだ」「あの人から否定的に思われているということは、みんなからもそう思われているはず」と思い込みます。冷静になってみると的外れに感じますが、その瞬間は的確に思えるので、落ち込んでしまいます。

CHECK

白か黒かにとらわれる

私たちは自分や他人の人柄を決めつけ、型にはめてしまうことがあります。でも人格というのは固定的なものではありません。そうやって枠を狭めることは、自分自身にも行動にも無益な制限をかけることになります。私がよく目にするのは**「自分はストレスを感じたり心を病んだりするタイプではない」と決めつける**人たちです。そういう人たちは「いっぱいいっぱい」になりストレスを無視できない状態になって初めて、ストレスの影響に気づくのです。人格にも世の中の仕組みにも、白黒つけられない微妙な濃淡があることを認めましょう。最初はモヤモヤするかもしれませんが、長い目で見ればそのほうがプラスになりますよ。

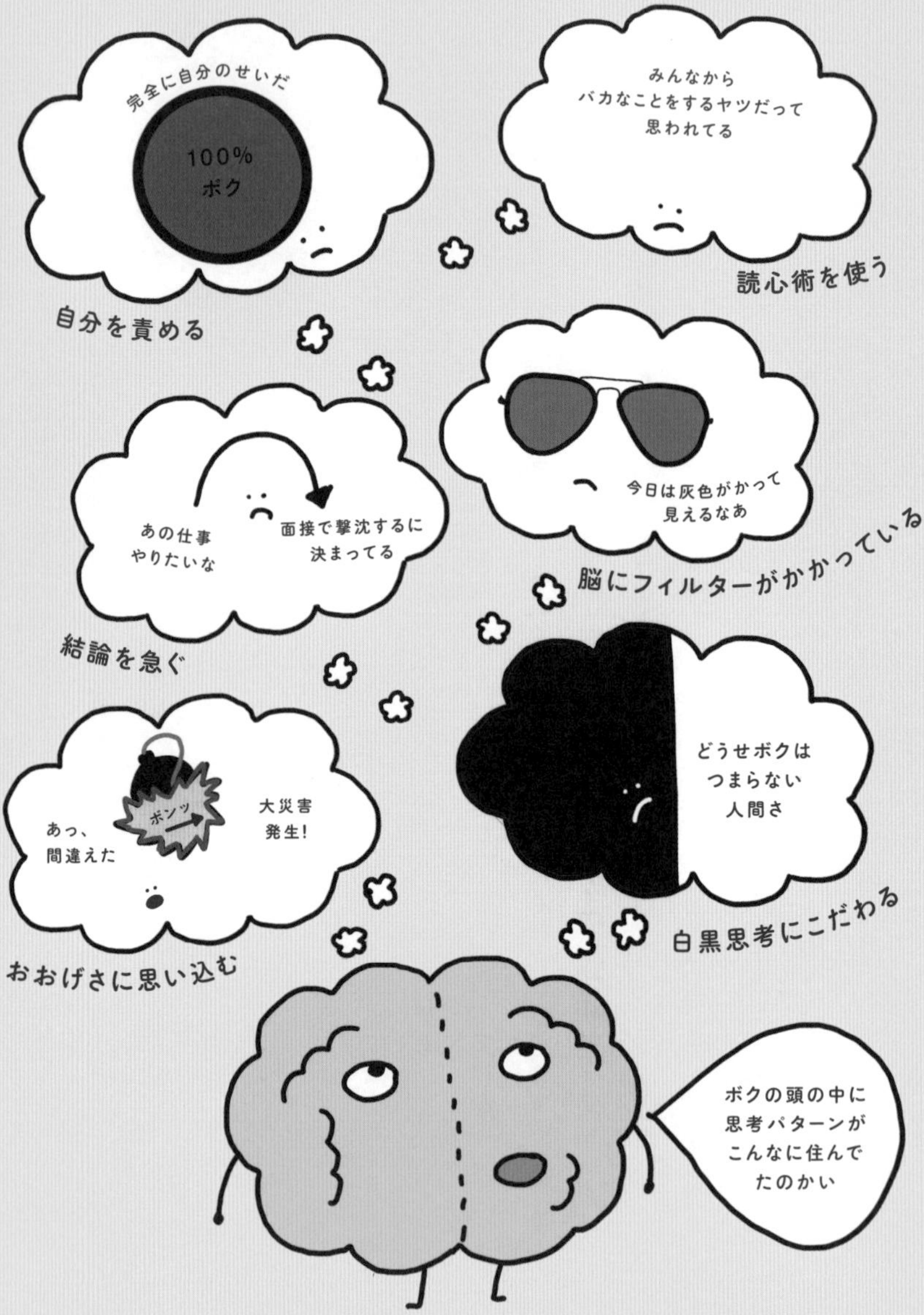
完全に自分のせいだ
100%
ボク
自分を責める
みんなから
バカなことをするヤツだって
思われてる
読心術を使う
あの仕事
やりたいな
面接で撃沈するに
決まってる
結論を急ぐ
今日は灰色がかって
見えるなあ
脳にフィルターがかかっている
あっ、
間違えた
ボンッ
大災害
発生!
おおげさに思い込む
どうせボクは
つまらない
人間さ
白黒思考にこだわる
ボクの頭の中に
思考パターンが
こんなに住んで
たのかい

EXERCISE 3

気づいた思考に「対応」する

ネガティブな感情をもたらす思考に気づいた場合、対応は二通りあります。

1つは、一歩引いて思考を見つめ、どの思考と付き合うか決める。

もう1つは、思考と真っ向から向き合い、客観的な視点から、その思考が正しいかを考える。

どちらの方法も効果は同じ。思考にとらわれずに思考を俯瞰し、そこから派生した行動を見つけることができます。

私のカウンセリングでも、いろいろな相談者がこの2つの手法に効果を感じています。ですから実際に試してみて、自分に合っているほうを使ってください。

もしくは、とりあえず両方とも道具箱に放り込み、状況に合わせて使い分けてもいいですよ。

付き合う思考を決める

一歩引いて思考に気づき、「何も無理してこの列車に乗る必要はないな」と冷静に判断し、乗る列車を能動的に選ぶことは可能です。

思考の列車が走ってきたら「ああ、脳がまたいつものセリフを言いに来たな」と思って軽く会釈でもして見送ればよいのです。嫌なら乗らなくてよいと割り切ること。

思考が浮かんだからといって、いちいち真に受け、信じる必要はありません（思考が浮かぶ理由はいくらでもありますしね）。

次の5つのステップに従って、どの思考の列車に乗るか決めてみましょう。

ステップ1　一歩引いて思考を観察する

そうすることで、思考をあるがままに受け止めます。思考は思考にすぎず、思考に従って行動しなくてもよいのです。思考が浮かんだら**「私は今～と考えている」と心の中でつぶやく**と、思考と距離を取りやすいでしょう。

思考は事実ではないと、自分によく言い聞かせてください。リアルだからといって、事実ということにはなりません。恐ろしくても思考は思考でしかないのです。

ステップ2　思考に挨拶する

心の中でこう語りかけましょう。「こんにちは、思考列車さん。あなたの言っていることはわかるけど、それはそれ。私はあなたが通過するのを見守る。あなたに乗ってあなたを信じる必要はないから。それより、あなたが通過するのに気づけるようになる」

ステップ3　ストーリーとパターンを確認する

その思考がよくある思考パターンのどれに当てはまるか気づけば（1つ前のEXERCISE 2が役立ちます）、列車が伝えているストーリーを見きわめられます。たとえば「私には友だちがいないと伝えているんだな」とわかるでしょう。それは脳内を行きかうストーリーにすぎないと心に言い聞かせ、そのまま見送ってください。

ステップ4　逆らわず受け入れる

脳は必死であなたを救おうとしています。ただ、それがうまくいかないときもあるだけのこと。だから、逆らわずに会釈を返してはどうでしょう。「思考を伝えてくれてありがとう。私を助けようとしてくれているんだよね」と言い、思考が通過するにまかせます。**思考を真に受けない**でください。

ステップ5　違う角度から見てみる

ちょっと恥ずかしいかもしれませんが、思考との接し方を変えられる方法があります。思考に気づいたときに、**ふざけた調子で歌にするなり語るなりする**のです。すると、思考から一歩下がった状態になり、真剣に悩むことじゃないな、と思えるようです（というのも、以前、思考をスラッシュメタル調の歌にするのを楽しんでいる相談者がいました。思考を真剣に受け止めるのがバカらしくなるそうです）。

思考に挑む

挑むとは「ポジティブに受け止めろ」という意味ではありません。もっと客観的に、**その思考が正当なものかどうか問いかけましょう。**物事を公平に素直にとらえるよう、心をあと押しするのです。思考に噛みついたり思考を追い払ったりしようとすれば余計に反撃されるかもしれませんが、思考と協力すれば違う視点を得ることができます。

最終的には、柔軟な思考を手に入れ、白黒はっきりつけたがる思考を卒業して広く公平で緻密な視点から思考できるようになりましょう。この方法で思考に対応する場合は、以下の3つのステップを踏むとよいでしょう。

ステップ1　一歩引いて思考を見つめる

・思考の内容を紙に書きだしてください。

ステップ2　以下のように問いかける

・この思考は状況を公平に評価した結果か？

・私は現状からどんな結論を引きだしている？
・現状のとらえ方が歪むような要因が発生していないか？
（例：大きなストレスがかかっている、睡眠不足、感情的になっている）
・状況を俯瞰するとどう見える？
・今悩んでいることは１か月後または１年後でも重要？
・友だちが同じ状況だったら何と声をかける？
・ＥＸＥＲＣＩＳＥ２の２４６ページのイラストにある思考パターンに陥っていない？
・ほかの結論が妥当だといえる根拠はない？
・もっと別の見方があるのでは？

ステップ３　どんな結論が出たか？

現状を現実的に公平にとらえたら、どう見えましたか？　答えを書きだしてください。次に同じ思考パターンに陥ったら、今書いたことを思い出しましょう。

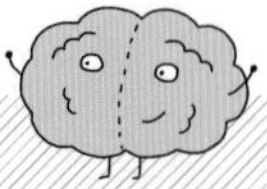

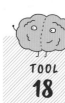

TOOL 18 心の中にいる「いじめっ子」を追いだす

誰かがあなたの友だちに向かって「まったく使えないヤツだな！」と言ったら、どう思いますか？「ひどい言い方！　なんて失礼でいじわるなんだろう」と思うのではないでしょうか。何ならその人に詰め寄って「さすがに言いすぎでしょう」と抗議するかもしれませんね。

さらに「あの人の言うことはまったくのでたらめだよ」と言って友だちを励まし、そのいじめっ子が間違っていると言えるありったけの根拠を並べ立てるに違いありません。

それなのに、**私たちの心の中にはたいてい、いじめっ子がいます。**すきさえあれば私たちを非難し、いつか聞いたことをネチネチと繰り返したり、自己不信感につけ込んだり、心の弱さを突いてきたりするかもしれません。

心の中の
いじわるな言葉たち

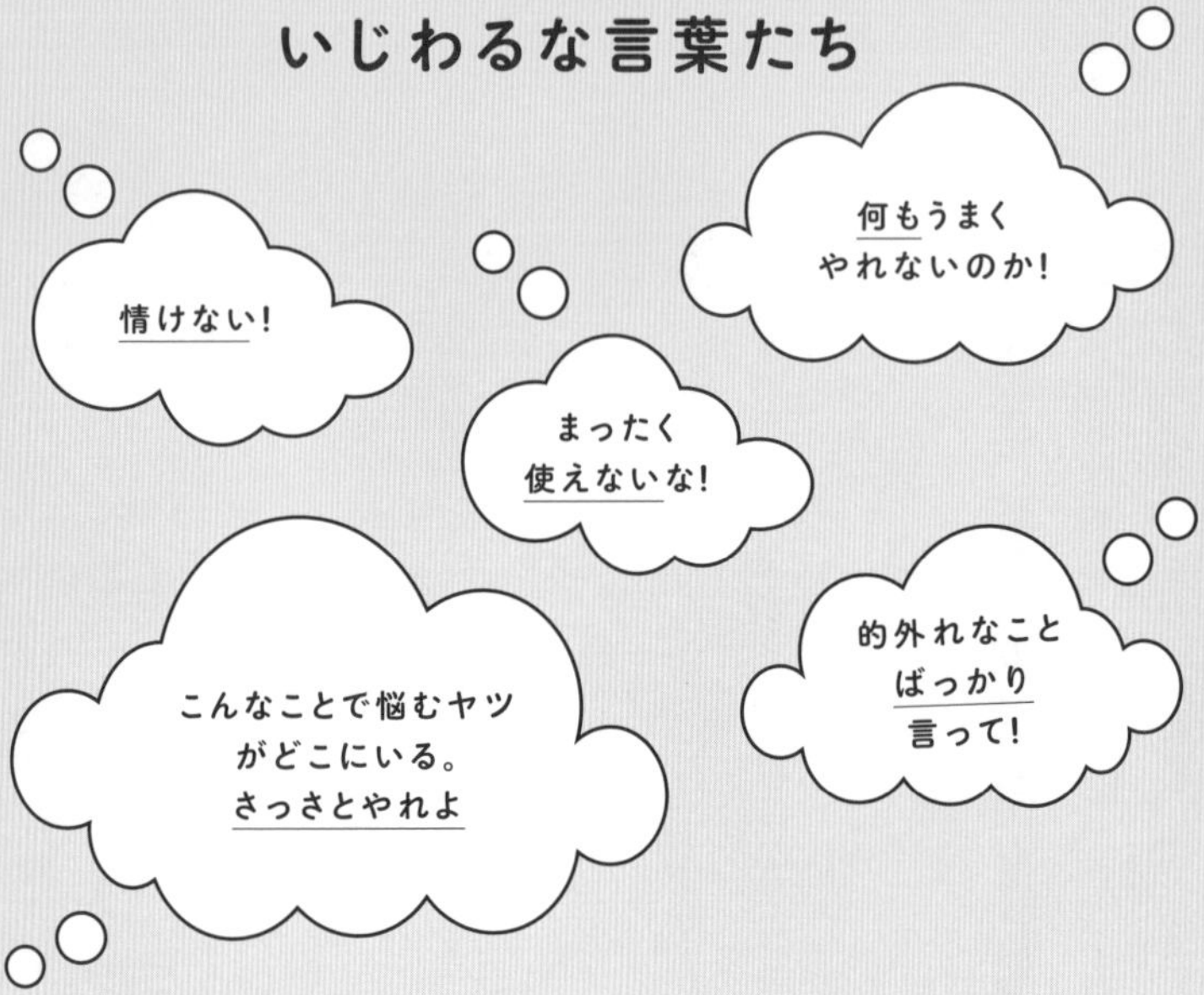
情けない!
まったく
使えないな!
何もうまく
やれないのか!
こんなことで悩むヤツ
がどこにいる。
さっさとやれよ
的外れなこと
ばっかり
言って!

いじめっ子をいじめっ子と認識して追いだせればよいのですが、私たちは考えなしにいじめっ子を信じてしまいます。

正確かどうか疑いもせずにそのいじわるな言葉を鵜呑みにし、客観的な根拠に照らすことなく正しいものとして受け入れてしまいます。

現実のいじめっ子に対しては「さすがにそれはおかしいよ」ときちんと線引きができるのに、**心の中のいじめっ子には同じ線引きができない**のです。

友だちがいじめられたら、一歩引いて客観的な視点からきっぱりと批判を拒否できるのに対し、自分のこととなると急に主観的になってしまいます。

その結果、頭の中のいじめっ子はほぼ野放し。私たちの**日常生活にいちいちダメ出し**をしてきます。この水面下のいじめに慣れすぎると、いじめは陰湿になり、自覚できないほどひそかに私たちをむしばむようになります。

私たちはみんな頭の中で会話をくり広げています。その内容が、私たちの体の反応、脳内の化学物質、感情に影響を及ぼします。

ちょっと想像してみてください。もし一日中いじわるで批判的なことを言われたら、どう感じますか？　落ち込む、悲しくなる、不安になる、やる気を失う、精神的に追い詰められる、といった状態になるのではないでしょうか。

自分で自分を批判すればそれに対して脅威反応が起き、**不安と緊張**に襲われます。年がら年中続く非難の嵐に耐える必要など、誰にもありません。相手が自分の脳ならなおさらです。ということで、このあたりで方向転換しましょう。**自分いじめは終わりにして、自分の親友になる**よう努めるのです。

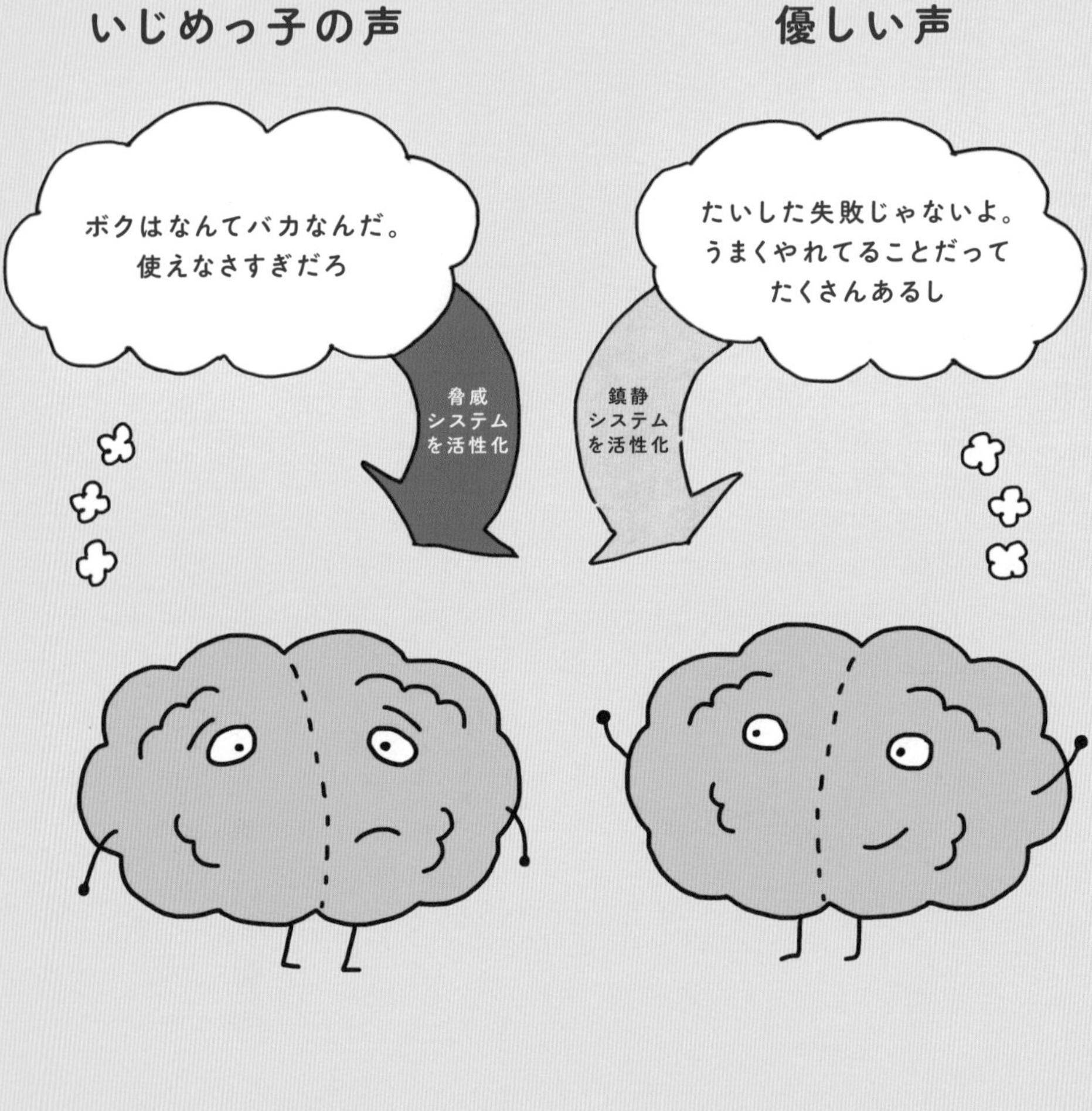
いじめっ子の声
優しい声
ボクはなんてバカなんだ。
使えなさすぎだろ
たいした失敗じゃないよ。
うまくやれてることだって
たくさんあるし
脅威
システム
を活性化
鎮静
システム
を活性化

EXERCISE

1 心の中のいじめっ子に気づく

心の中のいじめっ子に対応するには、**心の中のいじめっ子に「気づく」**ことから始めましょう。

いじめっ子は、明るみにさらして正体を暴く必要があります（いじめっ子の正体は、あなたの弱みや劣等感につけ込んで、でたらめな批判をする「大うそつき」であることが多いです）。

心の中のいじめっ子に気づいて初めて、いじめっ子を陰から連れ出し、真剣に話し合うことができます。そうやって明るみにさらせば、いじめっ子の力を奪ったも同然。客観的に見つめ、他の人へのいじめに対応するときと同じ厳しい目で審査できるようになります。

いじめっ子を明るみにさらす最善の方法は、**いじめっ子がいつ活動しているか、何を言っているか**に気づくことです。

いじめっ子が活動しているかどうか知る手がかりは、「嫌な気分」にあります。

いじめっ子は一般的に間違いや、「悪いことをした」「バカだ」「恥ずかしい」という思いを批判のネタにするからです。

明らかな引き金があって批判が始まるときもあれば、何気ない出来事が原因のときもあります。後者の場合は、引き金を見つけるのがだいぶ難しくなるでしょう。

心の中のいじめっ子のサインに気づいたら**「いじめっ子は何と言っているんだろう?」と自分の胸に問いかけましょう。**

その答えを紙に書きだします。あなたをバカ呼ばわりしていますか? その理由はほかの人のようにうまくやれないからですか?

自己批判にはパターンがある場合が多いので、**しょっちゅう同じことを言っているな**と気づくかもしれません。

そして、**いじめっ子の姿を想像してみましょう。**脳内の思考に形を与えて、外に出してやるのです。いじめっ子はあなたを全否定するいじわるなトロールですか? コソコソとあなたをつけ回し、無能さを遠回しに指摘してくる卑怯なきつねですか?

そうやってビジュアル化すれば相手をもっと客観視できるかもしれません。ビジュアル化のねらいも、心の中のいじめっ子の存在、そしてそのいじめっ子の投げかける言葉に気づくことにあります。

EXERCISE 2 いじめっ子を客観的な視点で見る

あなたをいじめてくる心の中のいじめっ子に気づけたら、いよいよその発言を客観的に吟味します。ここで、私たちは自分と接するよりも他人と接するときのほうがはるかに客観的だという事実を押さえておきましょう。

自分自身の境遇に、第三者として客観的に対処するのは難しくて当たり前。いじめっ子は私たちの過去の体験や信念や感情と深く結び付いているので、自分が何をどのように感じるのかを、いじめっ子と分離するのは至難の業です。

でも、他人の状況やほかのいじめっ子に批判的・客観的な目を向けるのは、それよりずっと簡単です。また、私たちは人に接するときのほうが優しくなれる傾向があります。

そこで、いじめが始まったら、**自分と同じ状況にいる友だちに声をかけるところを想像してください。**

何と声をかけますか？「そんな間違いをするなんてバカだね」と言いますか？ それとも、もっと優しい言葉をかけますか？ きっと後者でしょう。人の状況のほうが客観視しやすいのですから。

それなら、そういった状況にいる人には——自他を問わず——心の中のいじめっ子が言うような言葉ではなく、**優しい言葉をかける**のが正当なはずです。

EXERCISE 3 心の中でもっと優しい声をはぐくむ

さて、心の中のいじめっ子は不当に厳しいこと、状況を客観視できれば自分にも優しい目を向けられることがわかりました。

次は、**優しい心の声**をはぐくみましょう。自分に優しくすると鎮静系のシステムが作動するため、**安心感やリラックス感、自分を大事にしているという感覚**が得られます。結果的に、苦しい状況をコントロールできているという感覚も高まります。

友だちが同じ状況にいたら何と声をかけるか考えましょう。どうやって友だちを励ましますか？　批判的ないじめっ子の発言にどう突っ込みますか？　もっと公平に状況をとらえるとどう見えますか？　その客観的な声を自分に当てはめましょう。新たに生まれたこの優しい声は、つねにそばにいてあなたを支えてくれる、**心の中の親友**です。

最初は嘘っぽく聞こえて、自分の優しい言葉を信じられないかもしれません。思考パターンを壊して再構築するにはしばらく時間がかかります。いじめっ子はおなじみの道を持っているので楽々と先へ進めますが、新人の親友は、めったに使われない雑草だらけの道を苦労して進まないといけないからです。

でも応援すればするほど、心の中の親友は道を進みやすくなっていきます。その間に、いじめっ子の道はどんどん入り組んで雑草に覆われ、私たちの元までたどり着けなくなっていきます。

とはいえ、落ち込めば前のパターンに逆戻りすることもあるでしょう。もしいじめっ子が戻ってきたら、もっと心のケアが必要だということ。前のやり方に戻った自分をとがめるのではなく、**「自分にもっと優しくして」**というサインだととらえてくださいね。

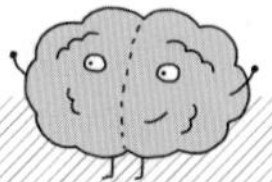

TOOL 19 「〜すべき」「〜であるべき」に振り回されない

今から「ベキ族」を紹介したいと思います。267ページのイラストに描かれている吹き出し形のかわいい小さな生物たちがそうです。

ベキは大きな瞳であなたを引きつけ、あなたのためと思い込ませて意欲的な目標をたきつけます。

何をすべきか、どんな人であるべきか、親としてどうあるべきか、どう感じるべきかを伝えてきます。ベキの言うことは理にかなっているように思えます。だって、もっと良い自分になりたい、もっとできるようになりたいと思うのは当然のことだからです。

しかし、ベキは不正確な情報や誤った認識に飛びつき、自己不信感や他人との

思考を振り回す「べキ」思考

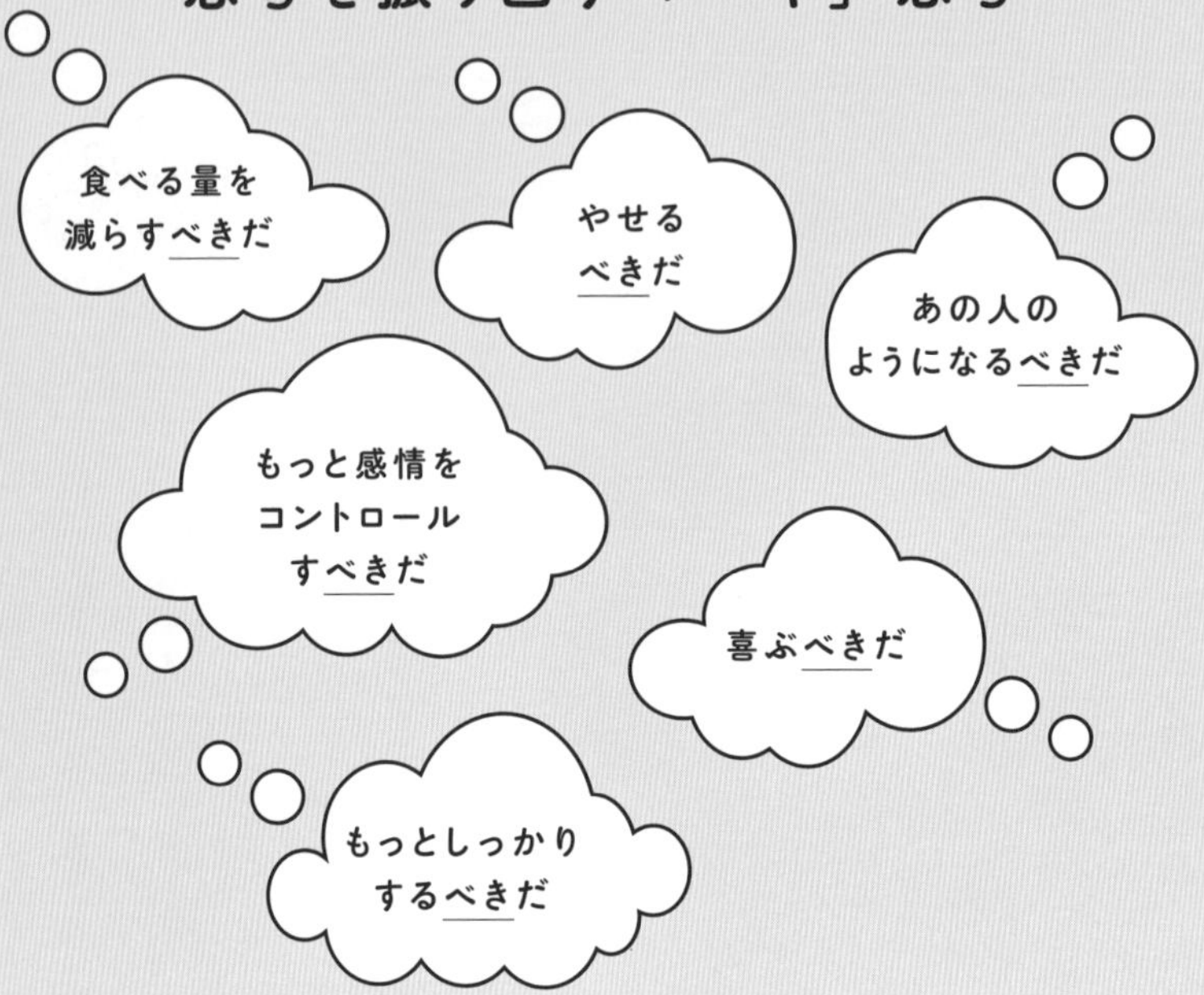
食べる量を
減らすべきだ
やせる
べきだ
あの人の
ようになるべきだ
もっと感情を
コントロール
すべきだ
喜ぶべきだ
もっとしっかり
するべきだ

比較や自己批判、非現実的な見込みなどを餌にすることで成長します。そして私たちの**「実態」と「あるべき姿」の間に大きなすきま**をつくってしまいます。

そして、その理想と現実のはざまに住み着いた結果、脳内でかなりのスペースを取ることになるのです。

私たちを追い詰める「べキ」思考

べキはあなたにささやきます。喜ぶべきだ。これくらいできるべきだ。子どもにはつねに全力で愛情を注ぐべきだ。全部こなすべきだ。

そうやって**「〜べきだ」と言うことで、「〜べきでない」とほのめかす**のがベキの常套手段。けっして明言しないものの、結局はそう言っているのと同じです。

不安になるべきじゃない。育児がキツイなんて思うべきじゃない。育児と仕事の両立ごときで苦戦するべきじゃない。主婦・主夫は大変だなんて言うべきじゃない。**要するに「もっとうまくできて当然でしょ」と言っている**わけです。

ベキは子どもも巻き込もうとします。子どもに本を読ませるべき、もっとおりこうにさせるべき、もうおむつをはずすべき、といった具合にです。

「ベキ」の理想を実現できれば幸せになれるという勘違い

ベキはバカじゃありません。あなたを信じ込ませれば必ず現実と理想にすきまが生じるとわかっています。そのすきまこそがベキの住処。達成不能な目標はもちろん達成されず、非現実的な見込みはもちろん外れる。いわばそこは失望に満ちあふれ、屈辱を味わうことが約束された地なのです。

ベキは**「向こう側」にさえ行けたらもっと良い人生が待っている**、幸せになれる、何もかもうまくいく、とあなたを信じ込ませます。

でも「向こう側に行けたら」なんて嘘です。ベキは私たちをだまし「別人のようにならないと、目標を達成し、良い気分を味わうことはできない」と思い込ませますが、**実際には必要なものはほぼ手元にそろっている**のです。

ベキは屈辱感や罪悪感や失望感の温床となる落とし穴をつくり、そこにはびこります。しかもかくれんぼがとても上手なため、私たちは非難の矛先をベキの思考に向けず、自分に責任を課してしまうのです。

ですから「ベキのすきま」に注意して、そこに落ちたときには気づけるようになりましょう。

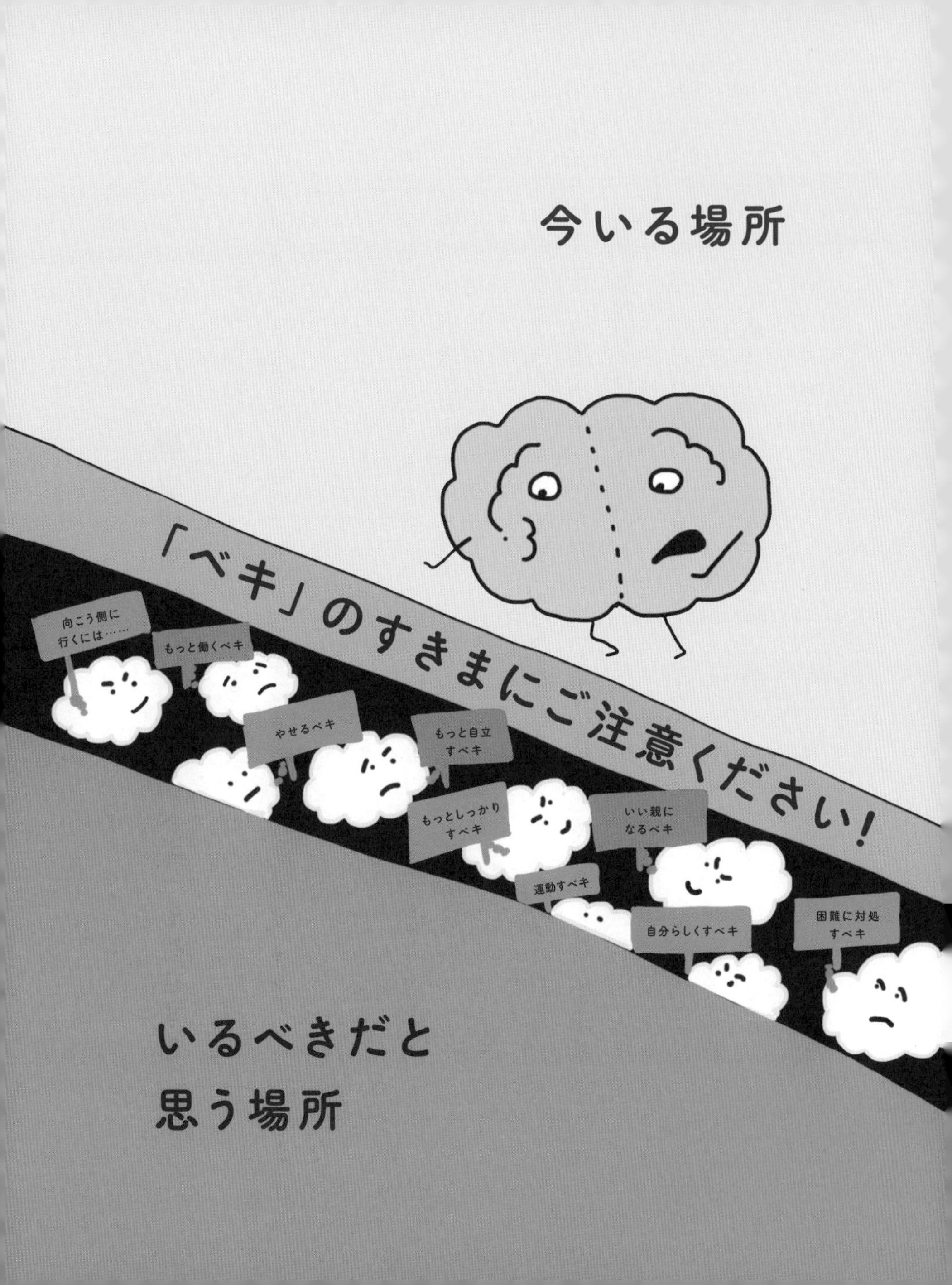
今いる場所
「ベキ」のすきまにご注意ください！
向こう側に
行くには……
もっと働くベキ
やせるベキ
もっと自立
すベキ
もっとしっかり
すベキ
いい親に
なるベキ
運動すベキ
自分らしくすベキ
困難に対処
すベキ
いるべきだと
思う場所

実現する価値のある「ベキ」も存在する

とはいえ、価値のあるベキはしっかり見きわめたいところです。そういうベキはときに大きな可能性を秘めていて、世界を変えることさえあるのですから。

キャロライン・クリアド＝ペレスは「パーラメント・スクエア（ロンドン中心部にある広場）にもっと女性の像を建てるべきだ」と言い――彼女の価値観と一致した発言です――運動を起こし、実現させました。

グレタ・トゥーンベリは「もっと環境を大事にすべきだ」と言い、その信念に動かされて行動に出ました。この2人はベキを直接行動に変換しました。**「すべきこと」ではなく「できること」**をやったのです。

勝ち取るに値するベキと、自分を責めたてるベキを区別できれば、前者を実行可能で具体的な目標に変え、内向きで罪悪感をあおる後者のベキを無視できるようになります。

EXERCISE 1 「ベキ」を見つける

267ページのイラストをヒントに、あなたの中にいるベキを特定しましょう。ベキは何と言っていますか？　ベキの声をすべて、まっさらな用紙に書きだしましょう。

EXERCISE 2 「ベキ」のすきまをふさぐ

残しておきたいベキを見きわめましょう。嫌な気分になるベキはどれですか？

そのベキは「すきまの向こう側に行ければ、今よりずっとすばらしい人生が待ってるよ」と言っていますか？　「〜べき」と言っているのは誰ですか？　その声は過去から聞こえますか？　それはあなたの信念ですか？　それとも他人や社会から言われてきたことですか？

あなたのベキを次の4つに分類してみましょう。

1　**杖を持ったベキ**——杖で不当にあなたを叩きます。嫌な気分をもたらします。

2　**神話語りのベキ**——向こう側へ行けば人生が良くなると言います。本当でしょうか？

3　**夢見るベキ**——「〜だったらいいのに」と思わせます。それは非現実的な目標か、はたまたがんばる価値のある目標でしょうか？

4　**価値観生まれのベキ**——あなたの価値観と一致していて、目指す場所へ誘導してくれます。

1と2にはすでにご紹介した手法が使えるでしょう。235〜252ページの「自分の思考パターンに気づく」を参照してください。

3に対しては、それは願望であって、**従うかどうかは別問題**だと考えてください。その願望が非現実的でないなら、その思考とどの程度付き合うか、能動的に決めるようにしましょう（247～252ページの「気づいた思考に『対応』する」のエクササイズを参照）。

あるいはそのベキが発生したら、**思い描いているようなことが本当に起きるのか**よく考えてみるとよいでしょう。たとえば、体重が減ればもっと良い人生が待っていると思うなら、本当にそうか自問することです。

EXERCISE 3 「ベキ」を「デキル」に変える

耳を傾ける価値のある、残しておきたいベキはごくごく限られているもの。4つの分類の最後に当たる「価値観生まれのベキ」の場合は、**漠然としたベキを具体的なデキルに変え**、実行可能な目標に変身させてやらないといけません（203～217ページの「ポジティブな変化を起こすために目標を設定する」を参照）。

たとえば、もっと環境に優しくするべきだと思うなら、「再利用可能な包装を選ぼう」と言うことで、罪悪感をあおるベキを、達成可能で具体的な行動に変換しましょう。

耳を傾ける価値のあるベキを再度書きだし、デキルに変換してください。

Q 私がすべきことは……

Q 私ができることは……

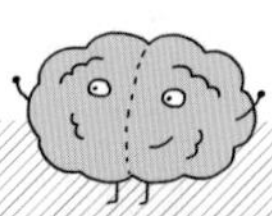

TOOL 20 もうこの世の終わり？「破滅化」思考にご用心

脳は「脅威」をみごとに検知し、あなたの注意とエネルギーをどこに仕向けるべきか予測するだけでなく、未来の計画と予想にもすぐれた手腕を発揮します。この2つのすばらしい能力を組み合わせれば、私たちの行動を目標達成へと促すことができるでしょう。

しかし、もう感づいていらっしゃるでしょうが、脳の能力は役立つものが多いのと同じくらい、マイナスになる場合も多いのです。

私たちはこの予測力と脅威検知力を混ぜ合わせて、爆発物にしてしまうことがあります。脳の思う「ネガティブな出来事」が起きたときに、脳が必要以上に先走り、脅威を実際以上に多くおおげさに予測してしまうのです。気づいたときには脳は突っ走っていて、私たちは**超新星爆発級の破滅**に陥っています。

どこを見ても恐ろしく感じるものだらけで、最悪のシナリオは免れそうもありません。「間違いなく大惨事になる！」と思い込んでしまいます。

このような思考を心理学用語では**「破滅化」**と言います。きっかけはいつもささいなことです。子どもがぐずっている。料理を焦がした。小さなミスをした。友だちに無神経な発言をした。まあ、もう少し大きなきっかけもあるかもしれません。試験の評価が思ったより低かった、子どもを叱ってばかりの1日だった、不快な体の症状がある、などです。

思考が暴走し、「もう人生終わりだ」と考えてしまう

その状況にいるのが自分でなく友だちであれば、「たいしたことないよ」「悪く考えすぎないほうがいいよ」と声をかけるのでしょうが、どういうわけか脳は友だちに接するときのようには振る舞いません。

脳はそうした情報を見つけるとじっと深く考えたあと、いつの間にか鳴り響い

暴走する破滅化思考

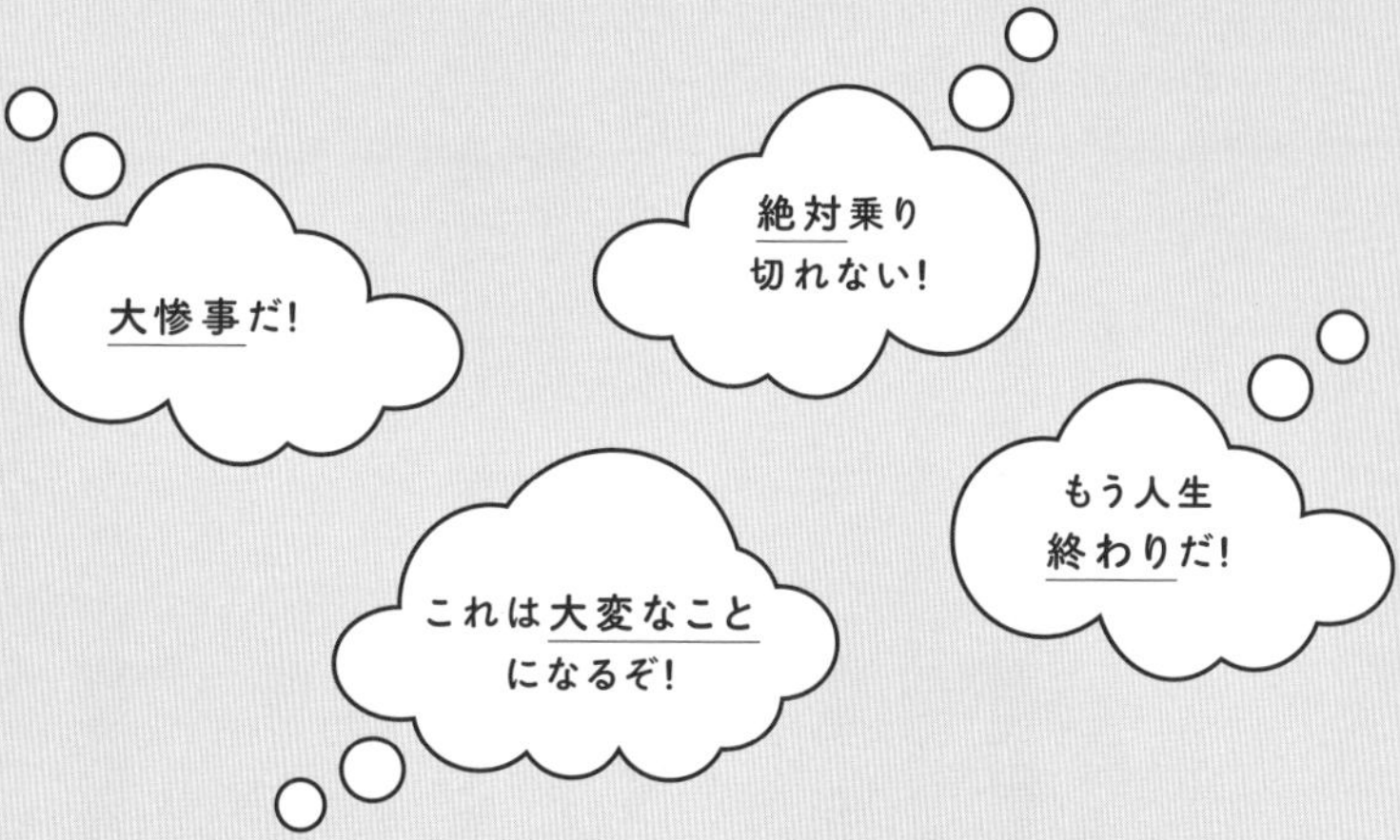
大惨事だ!
絶対乗り切れない!
もう人生終わりだ!
これは大変なことになるぞ!

たスタートの合図とともに走り出し、ウサイン・ボルトを超える速さでゴールに到達します。そこは、一度落ちたらなかなか抜け出せない、破滅的な谷です。

もはや私たちの頭の中では、世界の破滅は避けられそうもありません。試験がCだった、では済まずに「もう人生終わりだ」と考えます。

叱ってばかりの1日だったな（誰にでもそんな日があるものです）、では済まずに「子どもに一生残る傷を与えてしまった」と考えます。

ちょっと軽はずみだったな、では済まずに「もう二度と誰も口をきいてくれない」と考えます。もはや**この世の終わり**です。

文脈を無視したバカげた思考に思えるでしょう。しかしその文脈のさなかにいて感情が高ぶっているとき、思考をコントロールするのは難しいものです。そういう常軌を逸した結論が、必然で真実のように感じられてしまいます。

「絶対にそうなる」としか思えません。疑いの余地はないのです。その結果、あなたの心はロケット並みの勢いで、とてつもなく破滅的な悲運の谷に突入します。

谷底に落ちる間も、心は予測を続けます。**大災害になる可能性を大幅に高く見積もる**一方、そのめったに起こらない最悪の事態がもし発生したときに、自分が**どの程度対処できるかは大幅に低く見積もります。**悪いことが起きたら自分はボロボロになるだろうと考える人が多いのですが、実際はボロボロになる人はごくわずかで、大半の人は本人の予想よりずっとうまく対処するものです。

破滅化しやすいのはどんなときか

破滅の谷に飛び込みやすい典型的な状況がいくつかあります。当然といえば当然ですが、**感情のキャパシティカップがあふれているとき**（69〜81ページ参照）はそうなる可能性が高いです。ゆったりかまえ、遠くから状況を眺めるゆとりが脳にないからです。

「不確実性」、つまり先行きが見えない状況も、思考が迷走するうってつけのスタート地点となります。私たち人間には確実性を好む性質があり、将来の計画を立てて確実性を高めることで安心感を覚えるものだからです。

逆にいえば、人生に「不確実性」があると不安を覚え、確実な状況をつくりだすために、その不確実な空白部分を埋めようとします。その際、往々にして「錯覚でしかないネガティブな結論」を当てはめ、最悪のシナリオを描き始めてしまいます。それが仇となり、気分が悪化してしまうのです。

破滅化思考　（主演：ハメツキャット）

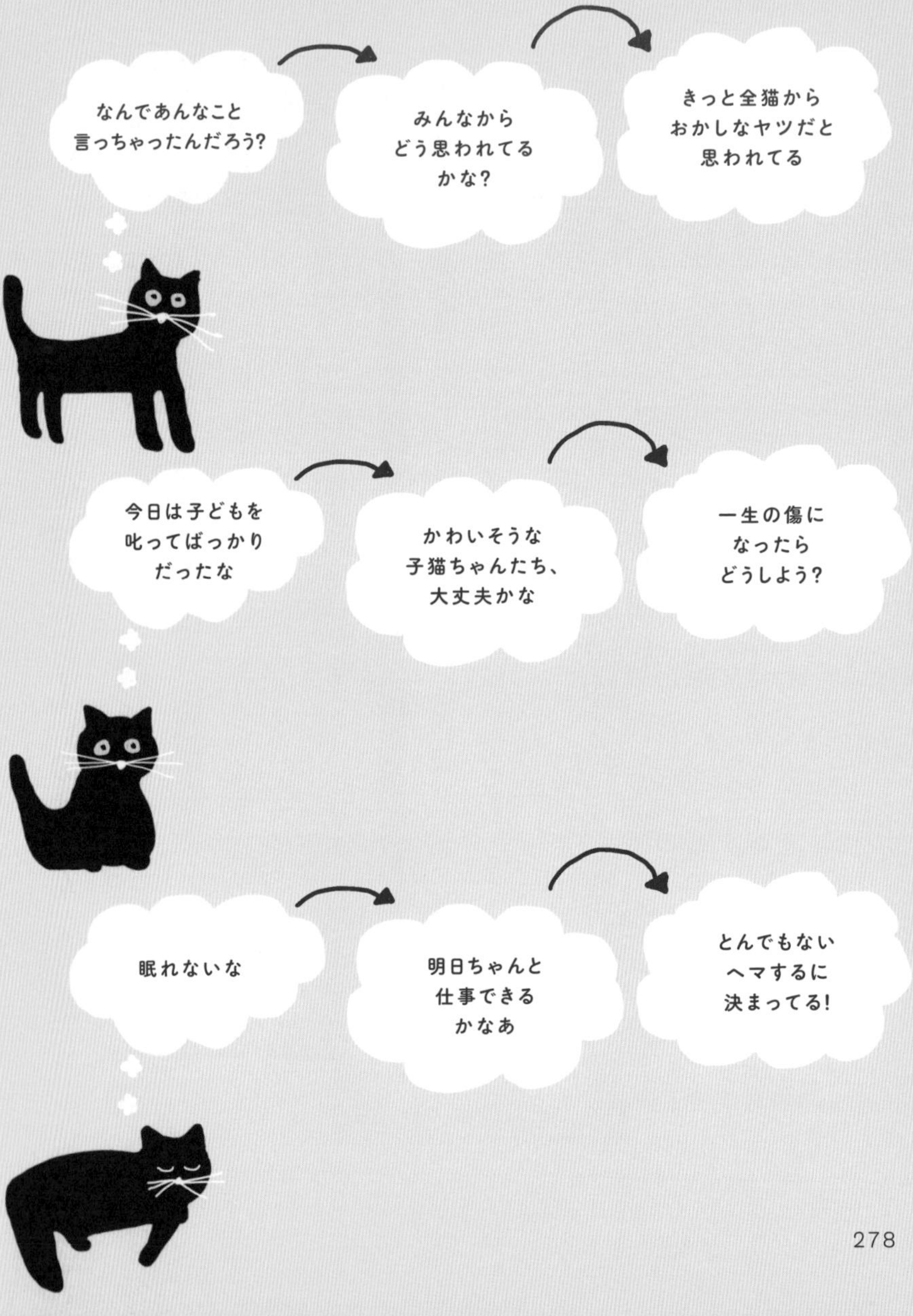
なんであんなこと
言っちゃったんだろう?
みんなから
どう思われてる
かな?
きっと全猫から
おかしなヤツだと
思われてる
今日は子どもを
叱ってばっかり
だったな
かわいそうな
子猫ちゃんたち、
大丈夫かな
一生の傷に
なったら
どうしよう?
眠れないな
明日ちゃんと
仕事できる
かなあ
とんでもない
ヘマするに
決まってる!

今からご紹介するエクササイズは、破滅の谷へとダッシュする心を止め、減速させるために、進路に「ハードル」を設けることを目的としています。

EXERCISE

1 立ち止まって考えるためのハードルを設置する

思考のことがよくわかってくると（どうか今ごろそうなっていますように）、スタートの合図とともに思考が走りだしたとき、そのことにすぐに気づくかもしれません。でも思考につられないで。あなたがスタートに気づいたことで、思考はすでに打撃を受け、減速し始めています。そこで、さらなる減速をねらってゆく手にハードルを置き、別の思考ルートを取ってもらうか、ことによってはスタートラインに戻ってもらいましょう。自分に次のように問いかけてください。

Q 脳が描く最悪のシナリオが現実になる可能性はどれくらい？

Q そのシナリオを裏づける客観的事実はある？

Q もしそのシナリオが発生したら何ができる？

Q 最もありそうなシナリオはどんなもの？

Q 最悪のシナリオはまったくの災難？　それとも乗り越えられる逆境？

思考はパターン化していることが多いので、きっとまた同じレースが発生します。そのときに今出した答えを思い出せば、レースに巻き込まれて破滅をみることはなくなるのではないでしょうか。

EXERCISE

2 感謝の気持ちで「今ここ」にズームインする

私は基本的に何でも疑ってかかる典型的なスコットランド人なので、初めて「感謝」の手法を聞いたときも、ほとんど信用しませんでした。ちょっとうさんくさいし、単純すぎやしないか、と。

しかし、感謝の効用を裏づけるしっかりとした研究が存在することを差し引いても、それが理にかなった行為であることは、よく考えてみればわかります。感謝すると、心が自動的かつネガティブなバイアスから離れ、大局的な視点へと移ります。**今あるありがたいもの、恵まれている点が見えてきます。**ゆくゆくはものごとの**全体像に気づきやすくなる**うえ、それを頭に入れておけるようになる可能性が高いのです。

リスクを想像しすぎて先走る脳のクセがすぐにおさまるわけではありませんが、やがてレースのペースが落ちるような、あるいはそもそもレースが発生しなくなるような思考パターンが身につくのです。

頻繁に感謝を実行するほど、小さなことに気づいて感謝できるようになるし、もたらされるメリットも大きくなります。

感謝を実行に移す一番簡単な方法は、定期的に立ち止まり、**感謝していることを3つ書きだす**ことです。たいしたことでなくてもかまいません。むしろ小さいほどよいのです。

書きだすのは、そのほうが記憶に定着しやすいからです。脳に感謝の回路をつくる、つまり恵まれている点に気づきやすくなるための作業だと思ってください。寝る前に感謝の時間をとっている人がたくさんいますが、それは脳の視点から見ても賢明なやり方といえます。睡眠は記憶の定着を助けるので、感謝の回路も同時につくりだせる可能性が高いのです。

EXERCISE 3 「不確実性」を黙認する

「不確実性」は思考のレースのきっかけになりえますが、あえて黙認することもできます。この手法には、**「反すう」**（私の大好きな心理学用語です）を抑える効果もあります。

「反すう」とは、いくら悩んでも解決できる当てのない悩み（実際解決しようがない悩みである場合が多いです）にとらわれくよくよ悩むことを指します。

反すうをやめるには、自分でコントロールできるものとできないものの切り分けが有効です。コントロールできないものは変えられませんから、**コントロールできるものに時間とエネルギーを注ぐ**のが一番です。

286ページのイラストを使って、自分の悩みを特定して分類しましょう。自分でコントロールできるものは青い風船に、できないものはピンクの風船に書き込んでください。

コントロールできない悩みの場合

・その悩みにまつわる感情を認識し、受け入れましょう。その悩みにまつわる思考も認識するよう努めましょう。２４７～２５２ページで扱った、思考への対応方法をヒントに、どうやって対応するのが良いかを判断してください。

・現在に注意を戻しましょう。呼吸に集中してください。

・悩みを手放す方法を見つけましょう。友だちにじっくり話を聞いてもらったり、リラックスできることをやったりするとよいでしょう。

コントロールできる悩みの場合

・ストレスの元を突き止めましょう。88〜90ページの脳のもつれを解くエクササイズが役立ちます。

・そのストレスの原因をコントロールする方法を考えましょう。152〜153ページでご紹介した、引き金の問題を解決するエクササイズをヒントにしてください。

・次に取れる対策を考えましょう。

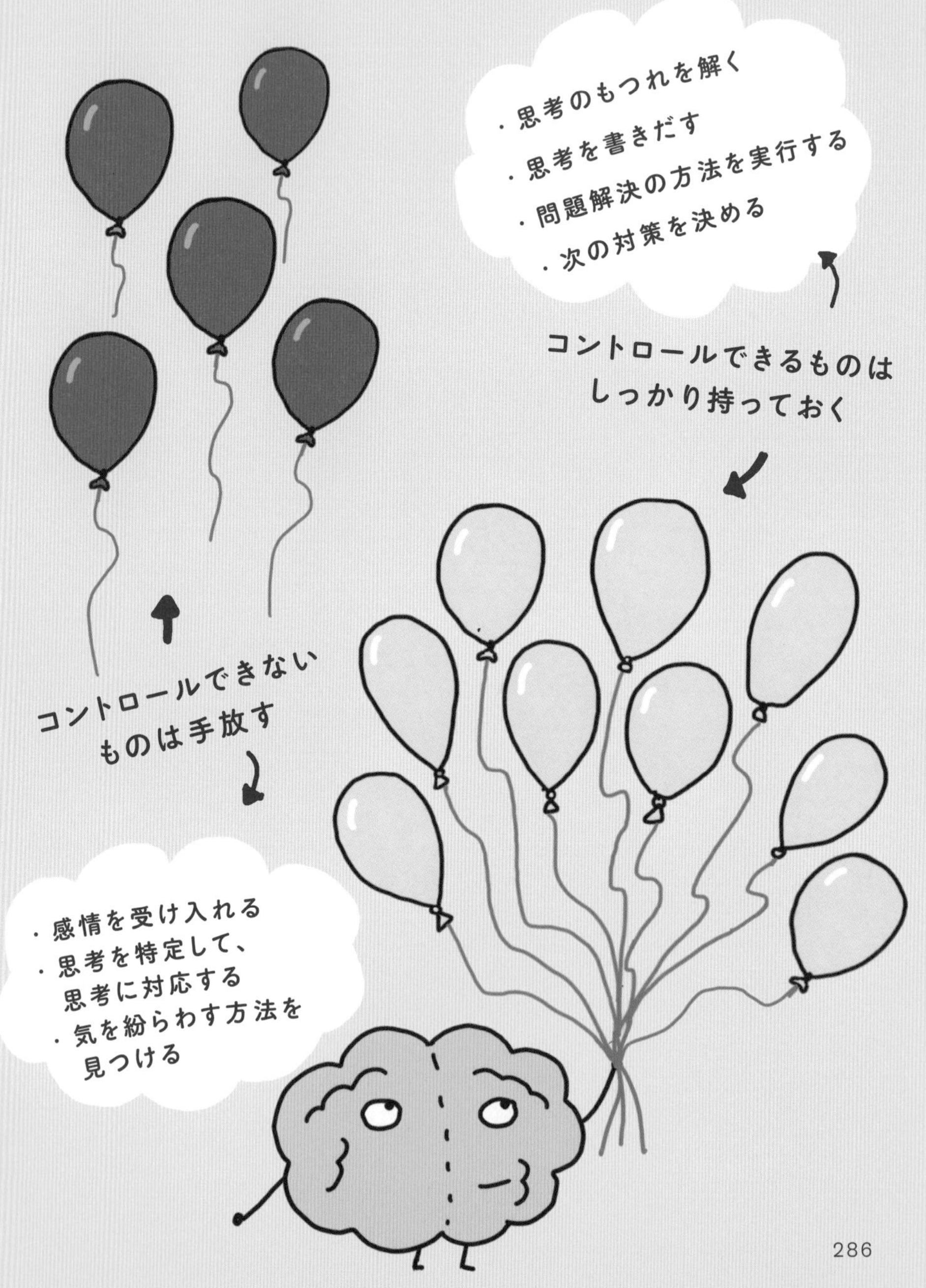
・思考のもつれを解く
・思考を書きだす
・問題解決の方法を実行する
・次の対策を決める
コントロールできるものは
しっかり持っておく
コントロールできない
ものは手放す
・感情を受け入れる
・思考を特定して、
思考に対応する
・気を紛らわす方法を
見つける

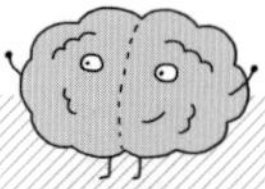

「メンタルを整える道具箱」の総仕上げ

今これを読んでいるあなたが、この本を活用し、「メンタルを整える道具箱」を準備できたことを願っています。中身はあなた専用のものですから、うまく活用すれば、**心のメンテナンスを定期的に行い、心の健康を大切に守っていく**ことができるでしょう。

世の中にあるすべての心理学的な手法や根拠のある道具をこの本に盛り込むのはどうしても無理なので、自分に合う道具がほかに見つかったら、それもあなたの道具箱に追加してください。

道具の有効性は場面によって変わるかもしれませんので、必要に応じて柔軟に中身を変えることが重要です。

道具箱があれば前もって心をケアしやすいでしょうが、それでもメンタルの悪化や心の落ち込みと無縁の人はいません。世界中の理論や手法を知っている人だって——たとえば臨床心理士だって——例外ではありません。

心に苦しみや問題を抱えることは、人間として生きることと同義です。状況しだいでは、誰しもメンタルを病む可能性があるのです。

心が出すサインを否定しない、見逃さない

大事なのは、**メンタルの悪化のサインを見逃さず、積極的な対策をとる**ことです。心の落ち込みを否定することは、「我慢強い」とほめられることではありません。単に苦しみを増やし、事態を悪化させているだけかもしれません。

しかし、そこまで事態が悪化しても、その悪化に気づきやすくなるというわけではないのがやっかいです。メンタルは知らぬ間に徐々に悪化することもありますし、悪化の兆候ともいえる症状が出てくると、かえって悪化に気づくのも助けを求めるのも難しくなってしまう場合があります。

インポスター感にさいなまれてしまった場合がそうです。「落ち込むようなことは何もないのに、助けを求める資格はない」と考え「私は不安になったりストレスを感じたりするタイプじゃない」と自分に言い聞かせてしまいます。

しかしその思考は「誰でもメンタルを病む可能性がある」という事実に反します。

たとえ悪化の兆候に気づいても、助けを求めるには何重もの壁を越えないといけないかもしれません。

相談しても相手にされなかったり、否定されたりするんじゃないかという不安。

自分はどこかおかしいんじゃないか、普通じゃないんじゃないか、という思い。

でもメンタルに悩む人々をたくさん見てきたからこそ保証しましょう。**あなたの体験はきちんと受け止めてもらえます。**私たちはお互いに違っている点より、共通点のほうがずっと多いのですから。苦しみの体験もその1つです。

必要なときには、専門家や公的なサービスに助けを求めよう

助けを求める資格がない――そう思うのもわかります。心をひらくのが怖くてたまらない――その気持ちを否定するつもりはありません。相手が初対面の医療従事者となればなおさらです。

しかし心の病気には、根拠に基づいたさまざまな治療法が存在します。それを求めて手を伸ばせば、**体の病気になったときとまったく同じ真剣さで受け止めてもらえる**はずです。

次のページのイラストを使えば、あなたにとっての「健康な心」の定義、メンタル悪化のサイン、サインに気づいたときに取れる対策や行動を整理できるようになっています。対策とはたとえば、**必要に応じて専門家に相談する**ことです。また、利用できる自治体のサービスや、いざサポートを受けるとなった場合の流れを前もって確認しておく価値もあるでしょう。

私にとっての「健康な心」の定義

メンタル悪化のサイン

そのときどうするのが有効か

助けを求めたほうがよさそうなサイン

何しろ医療制度を理解するのは必ずしも楽ではありません。ストレスがかかっているとき、苦しんでいるとき、いっぱいいっぱいのときはなお苦労するでしょう。そうした情報をあらかじめ調べておくだけでも心強く、**「いざとなっても選択肢はあるんだ」**と思えるものです。

「メンタルの救急箱」も準備しておこう

どの家庭にも体の健康をケアする救急箱があるように、心の健康版の救急箱も、常備される日が来たらどんなによいでしょう。

とりあえず、**メンタルが悪化し始めたときに使える「メンタルの救急箱」**をつくってみませんか。メンタルの救急箱は、事前に用意しておくほうが楽ですよ。苦しんでいるときは、頭が混乱し、何から手をつければよいかさっぱりわからなくなったり、判断が難しくなったりするからです。救急箱が手元にあれば、対策を練るエネルギーと手間を減らせます。

私の
「メンタルの救急箱」
楽しかった頃の写真
（また楽しいと思える
日がくると、
思い出せるように）
サポートを受けられる
ところの情報
（ウェブサイトや
電話番号など）
ペンと
ノート
（何でも書き
留められる
ように）
リラックスや
気分改善に
役立つアイテム
（毛布、
呼吸アプリ、
本など）
家族、友だち、過去の
自分からの励ましの
言葉を思い出す
しっかり休憩する
（散歩をする、
外に出るなど）
気分が良くなる
プレイリスト
嫌な気分の
ときに役立つ
方法の一覧
覚えておきたい
合言葉や名言

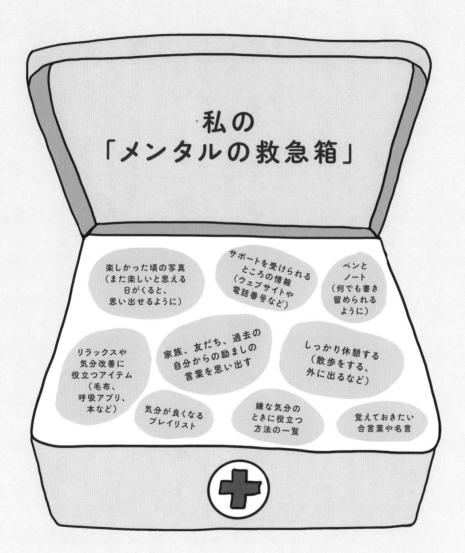

メンタルの救急箱にはメールや電話による相談窓口の情報、地元で直接的なサポートを受ける方法も入れておくとよいでしょう。

専門家の助けを求めるのは恥ずかしいことではありません。私に言わせれば、感染症や骨折で病院にかかるのと同じくらい普通のことです。

気分の落ち込みや不安、何らかの苦しみ、心身の健康や機能に悪影響を及ぼしている感情があり、かつ（または）それが2週間以上続いているなら、医療提供者に相談し、治療が必要か判断してもらったほうがよいでしょう。

また、不安やうつ的な心理状態を引き起こす体の病気も存在するので、そういう病気が隠れていないか診てもらっても損はありません。

最近、「あなたならメンタルの救急箱に何を入れますか」とさまざまな人に聞いてみたところ、前ページのイラストに示したようなテーマが浮かんできました。

このイラストを参考に、自分だったら何を入れるか考えて、書きだしてみてください。ここで書きだしたものは、あなたの心の健康の促進剤です。促進剤をいつも手元に置いておきましょう。

あなたに伝えたい、最後のアドバイス

今から言うことを、どうか心の片すみに置いてください。

あなたが苦しい気持ちになっているとき、その苦しみは、さまざまな状況が重なった異常事態に対しての、正常な反応である場合があります。

たとえば、愛する人が亡くなれば、ほとんどの人が苦しみます。これはまったくもって自然なことです。苦しみは、ストレスのかかる状況で現れるごく普通の人間らしい反応でもあるわけです。

ただ、今の状況であれば苦しむのが自然なのか、メンタルが病んでいて助けてもらったほうがよいのかを判断するのは、なかなか難しいものです。

だから、**助けを求めることを恐れないでください。**人に説明すれば、背景も整理できるし、自分の感情を客観的に見て一般化することで、治療に向けて計画を立てることができます。

社会として対策すべきこともある

心の病気のリスクを高める強力な原因には、私たちの現実に起こっている状況、たとえば経済的な苦労、職場や家庭におけるいじめ、いやがらせ、虐待、トラウマになるようなイベントなども含まれます。

そのような状況では、慢性的なストレスを生む、心の健康を害する出来事がたくさん発生しています。「苦しむべくして苦しむ」とでも言うべき状況です。

この本で紹介した手法は、ほとんどの方に有効なはずですが、もしあなたが今挙げたような状況にいるなら、治療のためには、**できるかぎりストレス要因そのものをなくす**ことを目指してほしいと願っています。

相談者がいじめられているなら、私はいじめを乗り切る手伝いをするだけではなく、苦しみの元であるストレス要因に直接対応する、つまりいじめそのものに対応する手助けをしたいです。

もちろん、経済苦や職場でのいじめや虐待といった問題に個人で取り組むのはとても難しいことです。ですからそうした状況にいる場合は、この本の手法で役立つものがあると思ったとしても、**必要に応じてサポートを受けながら**、状況そのものを変える行動を取ることをどうか優先してください。

社会レベルで考えた場合は、心の病気をそれぞれ個別に治療するだけでは不十分です。心の病気に限っては、個々の治療は解決策の一部でしかありません。

私たちを苦しめるストレスの原因にフォーカスした、社会的な対策も必要です。貧困、トラウマ、長期にわたる慢性的ストレスなど、心の健康に大きな打撃を与えることがわかっている物事には、社会として対応すべきだと私は思っています。

おわりに

あなたが、せわしない現代生活を乗り切るために欠かせない「メンタルを整える道具箱」と、心のケアに対する自信を手にして、この巻末を迎えたことを願っています。

くり返しになりますが、誰でもメンタルを崩す可能性がありますし、心を病むことは必ずしもおかしなことではなく、人間らしさでもあるということにも、納得していただけたなら嬉しいです。

心の健康は脳だけでなく、体の健康や環境とも切り離せないこと。心は人生の要であり、心のケアは、人生のストーリーを変える力があること。この2つを知っている私たちは、もはやメンタルケアの上級者です。

ぜひこれからも心のケアに対する知識を深め、たしかな情報とエビデンスに基づいた方法を探し、あなたの「メンタルを整える道具箱」を更新し続けていってください。

あなたが困難にぶつかったとき、落ち込むことがあったとき、気持ちがいっぱいいっぱいになってしまったとき、この本があなたの心の支えのひとつになりますように。

REFERENCES

自分の価値観を知る（第1章 TOOL3）

Harris, Russ, *The Happiness Trap: Stop Struggling, Start Living*, Robinson Publishing, 2008
『幸福になりたいなら幸福になろうとしてはいけない：マインドフルネスから生まれた心理療法ACT入門』ラス・ハリス著、岩下慶一訳、筑摩書房、2015年

ニューメキシコ大学CASAA（アルコール中毒・薬物乱用・依存症センター）のウェブサイトから、便利な「価値観カード（value cards）」が入手できます。各カードを「とても重要（Very Important）」「重要（Important）」「重要でない（Not Important）」に分類することで価値観を明確にできるようになっています。
https://casaa.unm.edu/inst/Personal%20Values%20Card%20Sort.pdf （英文サイト）

感情の正体を知り、うまく付き合う（第3章）

Feldman Barrett, Lisa, *How Emotions are Made: The Secret Life of the Brain*, Pan Macmillan, 2018
『情動はこうしてつくられる：脳の隠れた働きと構成主義的情動理論』リサ・フェルドマン・バレット著、高橋洋訳、紀伊國屋書店、2019年

できる人ほどなりやすい「インポスター症候群」（第4章 TOOL13）

Hibberd, Jessamy, Dr., *The Imposter Cure: How to Stop Feeling Like a Fraud and Escape the Mind-Trap of Imposter Syndrome*, Aster, 2019

ポジティブな変化を起こすために目標を設定する（第5章 TOOL15）

Fogg, BJ, Tiny Habits: *The Small Changes that Change Everything*, Virgin Books, 2019
『習慣超大全：スタンフォード行動デザイン研究所の自分を変える方法』BJ・フォッグ著、須川綾子訳、ダイヤモンド社、2021年

心の中にいる「いじめっ子」を追いだす（第6章 TOOL18）

Gilbert, Paul, *The Compassionate Mind*, Constable, 2010

参 考 文 献

この本で扱った内容についてもう少し詳しく知りたい方向けの文献を紹介します。

心の健康の迷信をもっと理解したいなら（はじめに）

Austin, Jehannine & Landrum Peay, Holly, *How to Talk with Families About Genetics and Psychiatric Illness,* W. W. Norton & Company, 2011

Filer, Nathan, *This Book will Change your Mind about Mental Health,* Faber & Faber, 2019

脳の働きについて詳細を知りたいなら（はじめに）

Burnett, Dean, *The Idiot Brain,* Guardian Faber Publishing, 2017
『ざんねんな脳：神経科学者が語る脳のしくみ』ディーン・バーネット著、増子久美訳、青土社、2017年

New Scientist, *The Brain: A User's Guide,* Hodder & Stoughton Ltd, 2018

心と体の関連についてもっと知りたいなら（はじめに）

Macciochi, Jenna, Dr., Chapter 5: 'Mental health matters' in *Immunity: the Science of Staying Well,* Harper Non Fiction, 2020

Marchant, Jo, Cure: *A journey into the Science of Mind over Body,* Canongate Books, 2017
『「病は気から」を科学する』ジョー・マーチャント著、服部由美訳、講談社、2016年

基本のケアをおろそかにしない（第1章 TOOL1）

Hammond, Claudia, *The Art of Rest: How to Find Respite in the Modern Age,* Canongate Books, 2019
『休息の科学：息苦しい世界で健やかに生きるための10の講義』クラウディア・ハモンド著、山本真麻訳、TAC株式会社出版事業部、2021年

Hardy, Jane, *365 Days of Self-Care: A Journal, Orion Spring,* 2018

Reading, Suzy, *The Self-Care Revolution: Smart Habits & Simple Practices to Allow You to Flourish,* Aster, 2017

Seal, Clare, Real Life Money: *An Honest Guide to Taking Control of Your Finances,* Headline Home, 2020

Walker, Matthew, *Why We Sleep: The New Science of Sleep and Dreams,* Penguin, 2018
『睡眠こそ最強の解決策である』マシュー・ウォーカー著、桜田直美訳、SBクリエイティブ、2018年

心の健康を支える5本の柱を取り入れる（第1章 TOOL2）

Kabat-Zinn, Jon, *Wherever You Go, There You Are: Mindfulness Meditation for Everyday Life,* Piatkus, 2004
『マインドフルネスを始めたいあなたへ』ジョン・カバットジン著、田中麻里監訳、松丸さとみ訳、星和書店、2012年

ケリー、ジュリア、コーカス編集部のみなさまへ。
みなさまがいなければこの本の出版はなかったでしょう。
ありがとうございました。

スチュアート、フレイザー、エヴィーへ。
ここまで来られたのもあなたたちのおかげ。愛してるよ。

両親へ。
私の居場所とお茶と励ましの言葉をくれたね。ありがとう。

心の容量《キャパ》が増えるメンタルの取扱説明書

発行日　2021年12月25日　第１刷
2024年 8月16日　第10刷

Author　エマ・ヘップバーン
Translator　木村千里（翻訳協力：株式会社トランネット www.trannet.co.jp）
Illustrator　エマ・ヘップバーン
Book Designer　吉田考宏
Publication　株式会社ディスカヴァー・トゥエンティワン
〒102-0093　東京都千代田区平河町2-16-1 平河町森タワー11F
TEL　03-3237-8321（代表）　03-3237-8345（営業）
FAX　03-3237-8323
https://d21.co.jp/
Publisher　谷口奈緒美
Editor　大山聡子　橋本莉奈
Distribution Company
飯田智樹　蛯原昇　古矢薫　佐藤昌幸　青木翔平　磯部隆　井筒浩　北野風生　副島杏南
廣内悠理　松ノ下直輝　三輪真也　八木眸　山田諭志　鈴木雄大　高原未来子　小山怜那
千葉潤子　町田加奈子
Online Store & Rights Company
庄司知世　杉田彰子　阿知波淳平　大﨑双葉　近江花渚　滝口景太郎　田山礼真　徳間凜太郎
古川菜津子　藤井多穂子　厚見アレックス太郎　金野美穂　陳玟萱　松浦麻恵
Product Management Company
大山聡子　大竹朝子　藤田浩芳　三谷祐一　千葉正幸　中島俊平　伊東佑真　榎本明日香
大田原恵美　小石亜季　舘瑞恵　西川なつか　野﨑竜海　野中保奈美　野村美空　橋本莉奈
林秀樹　原典宏　牧野類　村尾純司　元木優子　安永姫菜　浅野目七重　神日登美　小林亜由美
波塚みなみ　林佳菜
Digital Solution & Production Company
大星多聞　小野航平　馮東平　森谷真一　宇賀神実　津野主揮　林秀規　斎藤悠人　福田章平
Headquarters
川島理　小関勝則　田中亜紀　山中麻吏　井上竜之介　奥田千晶　小田木もも　佐藤淳基
福永友紀　俵敬子　池田望　石橋佐知子　伊藤香　伊藤由美　鈴木洋子　藤井かおり　丸山香織
Proofreader　文字工房燦光　DTP　株式会社RUHIA　Printing　シナノ印刷株式会社

https://d21.co.jp/inquiry/　ISBN978-4-7993-2809-5　©Discover21, Inc., 2021, Printed in Japan.